健康生活館

Healthy Life

74

張步桃解讀傷寒論〈藥物篇〉

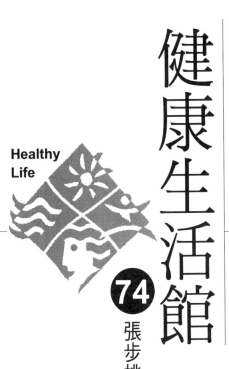

國家圖書館出版品預行編目（CIP）資料

張步桃解讀傷寒論．藥物篇／張步桃著．-- 二版．
-- 臺北市：遠流，2015. 10
面；　公分．--（健康生活館；74）

ISBN 978-957-32-7726-2（平裝）

1. 傷寒論　2. 中藥方劑學

413.32　　104019000

健康生活館 74

張步桃解讀傷寒論

—— 藥物篇 ——

作者 —— 張步桃醫師
主編 —— 林淑慎
特約編輯 —— 陳錦輝
封面設計 —— 李俊輝
封面攝影 —— 陳輝明
發行人 —— 王榮文
出版發行 —— 遠流出版事業股份有限公司
臺北市 104005 中山北路一段 11 號 13 樓
郵撥／0189456-1
電話／（02）2571-0297　傳真／（02）2571-0197
著作權顧問 —— 蕭雄淋律師
2006 年 5 月 16 日　初版一刷
2015 年 10 月 1 日　二版一刷
2024 年 6 月 16 日　二版八刷
售價新臺幣 260 元

ISBN 978-957-32-7726-2
YL 遠流博識網 http://www.ylib.com　E-mail:ylib@ylib.com

張步桃解讀傷寒論

藥物篇

張步桃醫師◎著

目錄

十畫

十一畫

十二~三畫

十五畫以上

自序

遍覽歷代諸多《傷寒論》譯本，迄未發現有專門討論其藥物者。殆自社會大學邀請開設自然科系課程，講述百種養生藥物後，在許多醫學或健康講座講授《傷寒論》時，務使研習者瞭然，即依近代《傷寒論》大師姜佐景先生所輯「傷寒論基本藥物列名表」之順序解說分析，進而深入仲景醫學堂奧，反應效果甚佳，尤其有助講述每一湯方組成時不致有不知所云之感。《傷寒論》百十餘方，用藥精簡僅九十味，確值後代學習者發揚光大。

筆者針對每一味藥物之分類科屬及其臨床藥效作用，蒐集累積資料逐年增加，但苦於俗務繁冗，無暇執筆屬文。所幸中國醫藥大學學士後中醫系鄭清海、鄭文裕、邱雋彥諸學棣義助，將錄音帶轉換成文字，期間文裕和雋彥又因繼續深造與診務繁忙退出參與，由清海獨撐大局。清海於看診之餘，焚膏繼晷，嘔心瀝血，耗費心力，歷時三載始告完成，其功莫大焉！

今將〈藥物篇〉先行付梓，但思若能見圖識物，將更相得益彰，故徵得中國醫藥大學李世滄博士之同意，提供多年所蒐集珍貴之圖譜五十餘幀，使本書增色不少。世滄博士專精藥物及食品營養，學養功深，多年老友情誼深厚，在此謹致最深謝忱。至於〈方劑篇〉刻正積極整理中，敬請期待。

遠流出版公司繼《張步桃開藥方》和《張步桃治大病》之後，再出版《張步桃解讀傷寒論》用藥專書，除可提供專業臨床醫師之參考外，亦可引領社會大眾。廣大讀者熟識《傷寒論》之藥物效用，增進其研讀興趣，則是筆者所馨香期待者也！

值此刊布之際，特述始末是以為序。

張步桃

寫於乙酉年教師節前夕・百佛居

第1篇

《傷寒論》解說

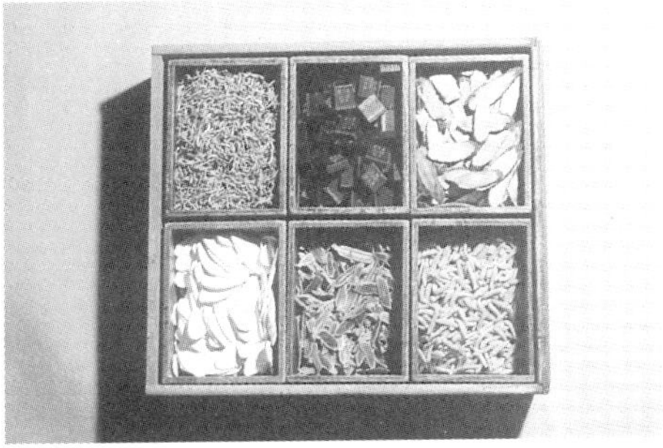

1 《傷寒雜病論》序

張仲景先生是後漢時期的人，與華佗（華元化）先生約同一時代，也就是公元二世紀中期到三世紀初的年代。一般人寫書是把書寫好之後，再請有名的人物寫序；但張仲景先生是自己把序文寫好，再寫出自己多年的臨床經驗，成為《傷寒雜病論》一書。其思想根據，是根據《黃帝內經》（以下簡稱《內經》）。

仲景先生的生年，正史上不可考。但後人補足其傳記，尤其在《世補齋醫書》中補充最詳盡，據說仲景先生是河南南陽人，就是諸葛孔明「躬耕南陽」的地方。又說仲景先生做過長沙太守，所以又叫他張長沙。

仲景先生原本家族人數眾多，竟然在短短幾年間，因為傷寒這種急性的熱性傳染病，死了三分之二的族人。遭遇此災難之後，仲景先生內心傷痛，因此發憤要遏阻這種急性熱性傳染病，所以「勤求古訓，博采眾方」。

這篇序文分三個段落。

【原文】

余每覽越人入虢之診，望齊侯之色，未嘗不慨然歎其才秀也。怪當今居世之士，曾不留神醫藥，精究方術，上以療君親之疾，下以救貧賤之厄，中以保身長全，以養其生；但競逐榮勢，企踵權豪，孜孜汲汲，惟名利是務；崇飾其末，忽棄其本，華其外而悴其內。皮之不存，毛將安附焉？卒然遭邪風之氣，嬰非常之疾，患及禍至，而方震慄；降志屈節，欽望巫祝，告窮歸天，束手受敗。賫百年之壽命，持至貴之重器，委付凡醫，恣其所措。咄嗟嗚呼，厥身已斃，神明消滅，變為異物，幽潛重泉，徒為啼泣。痛夫！舉世昏迷，莫能覺悟，不惜其命，若是輕生，彼何榮勢之云哉？而進不能愛人知人，退不能愛身知己，遇災值禍，身居厄地，蒙蒙昧昧，惷若游魂。哀乎！趨世之士，馳競浮華，不固根本，忘軀徇物，危若冰谷，至於是也！

解說

虢是個小國家，「越人」就是秦越人，也就是扁鵲。在司馬遷的《史記・扁鵲倉公列傳》中，收集有扁鵲、倉公四十多個醫案。其中有一個醫案說到：扁鵲到虢國時，虢國太子得了「尸蹶」、「暴厥」（類似現在的休克）的病。舉國百姓都認為太子死了。扁鵲前去看太子的病，認為太子還沒死，一方面叫學生幫太子扎針，一方面處方開藥，結果把太子的病治好了。這就是「入虢之診」，表示扁鵲的望診很厲害。扁鵲因此聲名大噪。

齊國的齊桓侯仰慕扁鵲大名，希望扁鵲幫他看一看身體狀況。結果扁鵲第一次望診，就告訴齊桓侯現在病在腠理層，不治療的話病會深入加重，齊桓侯認為自己無病，等扁鵲走後，告訴左右說：「這醫生愛錢，喜歡說人有病。」過了五天又找扁鵲來。扁鵲望診後，告訴齊桓侯病已深入血脈，不治療的話病會深入加重，齊桓侯還是認為自己沒病，很不高興。這樣前前後後幾次，齊桓侯都沒服藥。最後一次再找扁鵲時，扁鵲望診之後，就自行離開。齊桓侯覺得奇怪，派人問扁鵲，扁鵲回答：「病在腠理時還可用藥熨的方法治，病在血脈時還可用針石治療，病在腸胃時還可用湯藥治。現在病已經深入骨髓，我也沒辦法治療了。」再過五天齊桓侯就病發，派人去請扁鵲，扁鵲已經離開齊國。於是齊桓侯就往生了。這就是「望齊侯之色」。

仲景先生提出這兩個醫案，說「未嘗不慨然歎其才秀也」。然後再比對當時的狀況，「怪當今居世之士，曾不留神醫藥，精究方術」。

所以我覺得，大家有閒暇時可以讀點醫藥相關書籍，像金元四大家中，張子和先生的《儒門事親》一書，說讀書人最好讀一點醫學，懂一點醫藥常識，起碼可以對家中長輩的疾病有點幫助。就可以「上可以療君親之疾，下以救貧賤之厄，中以保身長全，以養其生」。

在這段文章中，仲景先生感慨當時人的捨本逐末，只會追名逐利，競逐榮華富貴，而不懂醫藥常識養生愛惜身體。等到染上重疾，「卒然遭邪風之氣，嬰非常之疾」（嬰，纏繞的意思）才緊張、害怕，求神問卜，把自己寶貴的性命交付給庸醫。當然最後就「厥身已斃，神明消滅」，到九泉地府報到去了。其實現代人也一樣，每天玩股票，追名逐利，生活不正常，三餐不正常。

【原文】

余宗族素多，向餘二百。建安紀年以來，猶未十稔，其死亡者，三分有二，傷寒十居其七。感往昔之淪喪，傷橫夭之莫救，乃勤求古訓，博采眾方，撰用《素問》、《九卷》、《八十一難》、《陰陽大論》、《胎臚藥錄》，并平脈辨證，為《傷寒雜病論》，合十六卷。雖未能盡愈諸病，庶可以見病知源。若能尋余所集，思過半矣。

解說

第二段，仲景以自己的宗族疾病史來說明，為何會寫《傷寒雜病論》一書。

「建安紀年」，建安是年號。這個年代在中國文學史上出現「建安七子」。大家也許對「建安七子」不熟，不過七子中大家應該熟悉「孔融讓梨」的孔融吧！孔融又叫孔北海，又名孔文舉，他就是建安七子之一。

二百多名的宗族，十年之內死了三分之二，其心的傷痛可想而知。仲景先生二十歲時，就跟宗族中的長輩張伯祖學醫。但是遇到來勢洶洶的急性熱性傳染病「傷寒」，宗族中人還是死傷慘重。

傷寒的廣義定義，在《內經・素問》第三十一章熱病論中第一句話就說：「夫熱病者皆傷寒之類也。」傷寒是會發熱、發燒的，所以這本《傷寒論》就是在探討這種熱性傳染病的發展演變之下，會出現什麼症狀，會怎麼演變，要如何治療，用什麼方劑。二千年前使用的方劑，到今天還是非常實用。像小柴胡湯、葛根芩連湯、五苓散、苓桂朮甘湯、麥門冬湯……這些處方全是二千多年前仲景的方子。

仲景先生因為「感往昔之淪喪，傷橫夭之莫救」，基於做醫生的立場，對這場災厄卻無能為力。於是才「勤求古訓，博采眾方」。

「撰用《素問》、《九卷》、《八十一難》」。《素問》指的是黃帝《內經・素問》，素問就是「樸素的問答」，因為醫學是在討論人體的問題、生理的問題、病理的問題、診斷的方法、救治的方法，所以醫學是很實在、很具體、可以觀察的；人體本身的生理變化也是很具體、可觀察的，不應全部著重在抽象、不可觀察、形而上的學問。

因為這裡仲景用了「撰用」二字，所以有人懷疑《素問》是張仲景寫的。其實不是，因為《傷寒論》的寫作筆法像司馬遷的《史記》一樣，文字相當簡練，用詞精簡。而《內經》中其實有些章節之間有衝突矛盾，並非一個時代的產物，《內經》由最初的思想醞釀到結集成書，大約經歷了一千年的時間，是多人的創作集合而成。是不是仲景也有所補充才會說「撰用」二字，我們不得而知。

「八十一難」就是《難經》，作者相傳是扁鵲先生。把《內經》中一些艱澀難懂的問題提出來加以闡述發揮。像第一難，開宗明義就提到「十二經皆有動脈，為何獨取寸口，以決死生？」提出這個問題的問答。

「難」，念作ㄋㄢˋ，救苦救難的意思；也可以念成ㄋㄢˊ，表示困難、難懂的問題。在此我們發現一件有趣的事，《素問》有八十一篇，《靈樞》有八十一篇，《難經》有八十一難，《西遊記》中，唐三藏、孫悟空到西天取經，路上也遭遇了八十一個災難。

《陰陽大論》是古書名，現已失傳，王叔和整理、編排的版本與宋本中有〈傷寒例〉一篇，其中有引用《陰陽大論》的文章。有的學者認為《陰陽大論》是指《內經》中的「陰陽應象大論」。

《胎臚藥錄》也是書名，「胎」字就表示與

婦科學、產科學有關，在《金匱要略》一書後面第二十到二十三章，介紹的就是婦科學，包含方劑由桂枝湯開始，還包括陰道栓劑、洗劑，有很多處方到今天為止仍然相當實用。「臚」字就是兒科學，也可寫成「顱」，新生兒的頭頂骨頭尚未完全縫合時，有些地方軟軟的，還會跳動，叫做囟門。中醫最早的兒科學著作是《顱囟經》，新生兒到一週歲以後，囟門會漸漸密合，顱骨變硬，但是在臨床上有些新生兒，顱骨始終密合不全，有縫隙。囟門不會密合的，在中醫兒科學上稱為「解顱症」。兒科心法有口訣「解顱最堪憐」，這與先天遺傳有絕對的關聯。但是很可惜仲景先生的兒科學，現在只在《金匱要略》第二十二章留下一個「小兒疳蝕蟲齒方」，其他失傳了。

仲景先生用藥相當簡單，《傷寒論》一書共一百多個方劑，才用了約九十味藥，相當精簡。不像現在的醫生。

例如〇〇街有個藥站的一位坐堂醫師，每次開一個處方都要四十多種藥，根本就是在幫藥房賣藥。仲景先生的傷寒方中，超過十味藥的方只有三個：最多味藥的是麻黃升麻湯（十四味藥）、柴胡龍牡湯（十一味）與烏梅丸（十二味），其他的方都在十味藥以下。例如：甘草湯一味藥，芍藥甘草湯二味藥，桔梗甘草湯二味藥。一般單純的咽喉痛用桔梗、甘草二味藥就夠了。甚至四逆湯，也只有附子、乾薑、甘草三味藥。白虎湯也只四味藥。麻黃湯四味藥、麻杏甘石湯四味藥，苓桂朮甘湯四味藥，桂枝湯五味藥。

在《金匱要略》中，所用的方子和藥物就較多一些，但是也只一百多味而已。

所以《胎臚藥錄》，是有關婦產科、小兒科的藥物書籍。

「并平脈辨證」，《傷寒》、《金匱》二書合起來，出現的脈象有二十四種，我們可以由王叔和的《脈經》中找到。近代大陸中醫學者任應秋先生有一本《脈學十講》，裡面歸納了《傷寒》、《金匱》的脈象共有二十四種，但如果是兩個脈象以上的「兼脈」就共有一百零四種。例如太陽中風脈浮緩，太陽傷寒脈浮緊，如果發熱重一些的脈浮數，少陽出現弦細脈。這些就是「兼脈」。

《傷寒論》每一個章節一開始都談到「辨○○病、脈、證并治」，這說明《傷寒論》是講病、脈、證合參，辨證論治，然後提出「理法方藥」。「理」是了解病理如何發展；「法」則是治療的方法，《傷寒論》中包括「汗吐下和，溫清消補」八法；「方」就是方劑；「藥」就是藥物。

以上的資料整合起來，寫成了《傷寒雜病論》十六卷。我們現在的版本是把《傷寒雜病論》分成《傷寒論》與《金匱要略》。晉朝王叔和先生是第一個整理《傷寒論》的人，他在戰火遺跡中發現仲景先生的著作，於是編排整理成《脈經》，所以在《脈經》中我們可以找到有關仲景先生的著作條文。因為他是專門研究脈象的，因此我們現在《傷寒》、《金匱》版本中有很多脈學的問題都與王叔和有關。王叔和先生把他個人的意見、脈學融合在《傷寒》、《金匱》的原條文中，因此很多醫家責怪他，認為他把自己的意見融入仲景原條文中，使得看不到仲景原條文的原貌，所以認為王叔和是仲景學說的大罪人。這是一派意見。

但是平心而論，如果沒有叔和先生的發現與整理，我們現在也沒機會一睹仲景寶典。

如果分開討論的話，《傷寒論》就是以六經的形態——太陽、陽明、少陽，太陰、少陰、厥陰——敘述傷寒此種疾病的發展以及各種現象。也提到合病、并病、差後、勞復、食復、陰陽易、壞病、溫病、霍亂等病。這是我們上課用的《醫宗金鑑》版的編法。

《金匱要略》或叫《雜病論》，是以個論來說明疾病。分為二十五章。第二十四、二十五章講藥與藥、食物與食物相互間的宜忌，例如蜜與蔥不能合吃等，有的和農民曆後面的內容類似，也包括急救、溺水急救等。第二十章到二十三章是婦科學。由《金匱》第二到第十九章，提出了四十多種病症。如果我們可以詳細掌握這四十多種病症與《傷寒論》六經病，臨床上大概所有的疾病都能掌握了。

所以才會說「雖未能盡愈諸病，庶可以見病知源」，如果能循著仲景所撰寫的寶典內容，對臨床時思考治療疾病的過程一定有益處。

【原文】

夫天布五行，以運萬類；人稟五常，以有五藏。經絡府俞，陰陽會通，玄冥幽微，變化難極。自非才高識妙，豈能探其理致哉！上古有神農、黃帝、岐伯、伯高、雷公、少俞、少師、仲文，中世有長桑、扁鵲，漢有公乘陽慶及倉公。下此以往，未之聞也。觀今之醫，不念思求經旨，以演其所知，各承家技，終始順舊。省病問疾，務在口給；相對斯須，便處湯藥。按寸不及尺，握手不及足，人迎趺陽，三部不參，動數發息，不滿五十。短期未知決診，九候曾無髣髴；明堂闕庭，盡不見察。所謂窺管而已。夫欲視死別生，實為難矣！孔子云：「生而知之者上，學則亞之。多聞博識，知之次也。」余宿尚方術，請事斯語。

解說

「五行」，就是木火土金水。「五常」，在《內經》中有一篇〈五常政大論〉，五常也是木火土金水，指五運之氣。「五藏」是肝心脾肺腎。

「經絡府俞」，「俞」念作「輸」，在人體背面足太陽膀胱經上有各臟相對應的俞穴，例如腎有腎俞穴，大腸有大腸俞，小腸有小腸俞，胃有胃俞……。

人體的生理構造相當的複雜奧妙。「玄冥幽微」即表示人體是玄妙，不易看清而微細的。所以要「自非才高識妙，豈能探其理致哉！」

「神農嘗百草，一日遇七十毒」，有些人認為中醫不科學，其實，科學的定義就是先有假設，然後實驗，產生結論。我們中醫由神農氏開始就是以人親身嘗百草，有毒性、沒毒性，有作用、沒作用，都是用人去臨床實驗。現代西醫學用小老鼠、小白兔做實驗。人體與老鼠的生理、構造、基因都不一樣，藥物在體內的作用也不一樣。對老鼠沒毒性的藥，並不表示對人體就沒毒性。就像巴豆，大戟科的植物種子。拿巴豆餵老鼠，老鼠會越餵越肥，所以巴豆又叫「肥鼠豆」。但是拿巴豆餵人，會強烈腹瀉，嚴重一點會心臟麻痹，死亡。前幾年流行的減肥藥守宮木，就是大戟科植物，有毒性的，像中藥的大戟、甘遂也是大戟科植物，是峻下藥，也是有毒性，吃多了會引起肺、腎臟功能損害，嚴重一點會心臟麻痹死掉。

如果依照西醫的動物實驗模式，我們拿「肥鼠豆」餵人，是不是會越餵越肥？這是不可能的事。人吃了巴豆一公克就會有心臟麻痺的危險，吃〇・五克巴豆就會強烈腹瀉。人和動物是不一樣的。

「岐伯、伯高、雷公」都是古代名醫，在《內經》之中與黃帝多有問答。岐伯輩分較高；伯高、雷公是岐伯的學生，輩分較低；少俞、少師、仲文的年代又晚一些。

「中世有長桑、扁鵲」，長桑君是扁鵲的老師。扁鵲在正史中一開始並非醫師，原先的職業是「舍長」：經營旅館的總經理。有一天長桑君住旅館，發現扁鵲是學醫的可造之材，在正史上記載，長桑君就「授予禁方」，把祖傳祕方傳給扁鵲，「飲以上池之水」，倒了一杯上池之水給扁鵲喝，從此之後扁鵲就開了竅，而且眼睛像X光一樣可以「洞垣藏府」，見到人的五藏六府。這是《史記》中記載的。所以我懷疑中國古代的醫學早就非常先進、非常發達，是遭遇戰亂或災難後發生斷層才失傳的。以上是長桑君的故事。

扁鵲剛剛介紹過，他寫了《難經》一書，把《內經》中一些難懂的問題提出來討論。就像第一難：「十二經皆有動脈，獨取寸口，以決五藏六腑死生吉凶之法，何謂也？」他的答案卻沒有直接回答，而是「人一呼脈行三寸，一吸脈行三寸，呼吸定息，脈行六寸」。然後接著寫「人一日一夜，凡一萬三千五百息，脈行五十度，周於身」，這個一日一夜呼吸一萬三千五百息，約是現在正常人每天呼吸次數的一半。我們懷疑扁鵲是有修行、有氣功的人，每次呼吸較深，所以呼吸次數減少了近一半。最後才提到「榮衛行陽二十五度，行陰亦二十五度，為一周也，故五十度復會於手太陰，寸口者，五藏六府之所終始，故法取於寸口也」。

「漢有公乘陽慶及倉公」。「公乘」是官職名，「陽慶」是人名，倉公的老師。倉公可能大家不太熟悉，倉公就是淳于意，淳于是複姓。他的女兒緹縈大家可能就認識。淳于意是很有骨氣的醫師，有一位公子哥兒找淳于意看病，淳于意開了一些補陽的強心熱性藥，並交代他不可縱慾過度。這位公子哥兒不遵醫囑，結果七孔流血死亡，打官司押解上京城。漢朝的刑罰相當殘忍，淳于意可能要受刖刑，把腳砍掉。緹縈上京城投訴，皇帝憐憫她，免去淳于意的罪刑，並廢除了相關的酷刑。所以生女兒還是不錯的。

「下此以往，未之聞也」，這是表示到漢朝初期時還有高明的醫師，以後就沒聽過有高明醫師了。其實仲景先生是自謙，仲景本身就是一位高明的醫師。他曾經為建安七子中的王粲——王仲宣先生——看病，他有一首〈登樓賦〉很有名。仲景先生望診一看，就告訴王粲：「你二十年後會掉眉毛，眉毛掉後再半年就會死去。」王粲當時才二十歲，根本不相信，仲景幫他開的處方也不吃。結果二十年後，王粲真的開始掉眉毛，再過一八七天就往生了。可見仲景也是很高明的。

「觀今之醫，不念思求經旨」，二千多年前的醫師不念書，二千多年後的醫師也不念書，很多人國考一考完就不念書了。

我曾經推薦二十本書目，要求大家三年內看能不能念完。念內科的書有一個好處，看內科病看得好，自然診斷學、治則學、方劑學、藥物學也要很好，所以內科學含括範圍很廣。像《傷寒論》中就涵蓋了「理法方藥」、「辨證論治」，所以精讀《傷寒論》一定會讓大家達到很高的境界，因為現在擅用傷寒方的醫師已經很少了。

「各承家技」，很多醫師還是標榜有祖傳祕方。衛生署於二十多年前曾經公佈一個辦法，徵求全國百姓如果家中藏有祖傳祕方，把它捐出來，經過臨床實驗證實有效的話，就發給獎金。到目前止，還沒有人捐出祖傳祕方過。因為很多人就靠著一招養家糊口，怎麼可能為了區區幾萬元的獎金，斷了永續經營的生計。所以衛生署這個辦法形同虛設。結果卻引發另一個問題，因為有人提供「六味地黃丸加靈芝」的處方，這算是什麼祖傳祕方？這個提供處方的退伍軍人天天就找立委、官員到衛生署關說，要把靈芝加到六味地黃丸做成成藥上市治療癌症。像這種處方根本找不到臨床實驗對象，也沒有醫院願意承擔實驗。這退伍軍人就天天找人施壓。所以衛生署公佈這種辦法等於自找麻煩。

我的父親也有一些祕方，不過我都一律公佈給大家，所以算不上「各承家技」。例如，構樹根可以降血脂肪、三酸甘油脂。浮萍可以降尿蛋白，消水腫，治皮膚癢。因為我父親有糖血病，每次水腫，就用浮萍，馬上就消腫。這是我跟在他身邊長期觀察到的實例。我一律公佈給大家，總比讓浮萍呆呆地漂浮在水上睡覺好。大家的醫術都變得高明，多幾個像張仲景的醫師，中醫才不會被西醫看扁。

「始終順舊」就是不求長進，其實很多西醫

也一樣，不管什麼病最後就是開類固醇，這是什麼看病法？我很懷疑。

「省病問疾，務在口給」，只求用花言巧語應付病患。有一些醫師為了留住病患，明明病患的病很危險了，還是笑笑的說不要緊，沒關係。另一種醫師則是恫嚇病患：「你的病很危險，幸好遇到我，不過拖到現在很難處理了，要吃多貴重多珍貴的藥。」例如，前陣子有位小學老師來看診，她說她的兒子氣喘，到延平北路找一位大陸來的沒執照的中醫，開猴棗。猴棗與氣喘一點關係都沒有。猴棗、馬寶、牛黃，都是動物體中的結石，很昂貴，但不能治氣喘，這種作為是在賣藥。所以大家也不要太迷信大陸的中醫。

「相對斯須，便處湯藥」，老實說我也很不喜歡每個病患只給兩三分鐘。我很想規劃一個空間，泡茶慢慢聊天看病，早上看診二十人、下午二十人、晚上十人，一天看五十人剛好合乎健保的合理門診量。不過我們病患數雖然很多，看病還是「望聞問切」都有做到。

「按寸不及尺，握手不及足」，這是說切脈太草率，《內經》的診法是全身遍診，人迎、趺陽，全身上中下三部又分天地人三部位，共三部九候，這樣診完其實是要點花時間的。所以秦越人先生在《難經》中主張「獨取寸口」是有道理的。像五里穴在大腿內側生殖器旁，男性病患還要脫掉長褲才按得到，女性病患怎麼去按診呢？尤其宋朝之後，禮教甚嚴，男女受授不親。女性病患看病還得躲在布幕之後，手腕上還要鋪一層手帕才能按脈，怎麼可能脫下長褲去按五里穴！

有些小說家借此發揮，寫出什麼綁紅絲線、

按線把脈，這是亂寫的，讓民眾產生不正確觀念，《內經》、《傷寒論》也沒這種把脈法。

「握手不及足」，在《內經》中，下部足部也有天地人三個部位要切診。特別是趺陽脈，就是在足背綁鞋帶的地方有一動脈跳動處，屬足陽明胃經的趺陽脈。我到急診室、加護病房看重症的病患，如果把寸關尺的脈象都非常沉伏，甚至把不到脈象，我一定會按足背上的趺陽脈，因為趺陽脈為足陽明胃經，反應胃氣的強弱。所謂「人無胃氣不生」，如果趺陽脈還很有力氣，表示還有胃氣，疾病的預後比較樂觀。如果寸關尺和趺陽脈都沒力氣，按不到脈了，那預後就不好。現在的科技可以靠維生系統、支持療法、打點滴維持生命，不過那樣活著像「活死人」一樣，沒什麼意思。

蔣經國先生在贛南的時候，有一次生病，找不到醫師，只能找到一位獸醫，這位獸醫一來就先把經國先生的腳脈趺陽脈，後來經國先生在一次談話中提到這件事。其實，古代的醫師有時也要幫牲畜看病，我國古代有一本《牛馬經》，是最早的獸醫教科書。我介紹給台大動物系林○○教授，林教授許下一個心願，要把此書翻譯成外文，讓外國人知道我們老祖宗老早就有獸醫專書。

「人迎趺陽，三部不參」，人迎脈在頸大動脈上，趺陽脈剛剛說過了。「三部」就是上中下三部，又各分天地人三個部位。所以古代診法包括了人迎、趺陽和三部九候。

「動數發息，不滿五十」，我們切診時也要數心跳數、呼吸數，正常人每分鐘心跳約七十二次，呼吸約十八次。所以一次呼吸脈搏大約四跳。在《內經・平人氣象論》中記載：「人一呼脈再動，一吸脈再動，呼吸定息，脈五動，閏以太息，命曰平人。」說的就是正常人一呼一吸，脈搏跳動約四～五次是正常。另外在《內經》、《靈樞》第五章根結篇中「五十動而不一代者，五藏皆受氣」，所以把脈至少要等脈搏跳動五十次。

「短期未知決診，九候曾無髣髴」，「短期」是指「相對斯須」，看病草率的意思。尤其一些疑難雜症更要仔細診察。「短期」也有人解釋成「死期」，表示連病危將死的預後都不能確診。「九候曾無髣髴」，表示九候的脈象連粗略的印象都沒有。

「明堂闕庭，盡不見察」。「明堂」有幾個意思。第一個意思是指黃帝、岐伯、雷公互相發問回答的地方，也就是黃帝的皇宮殿堂。第二個意思指整個臉部，臉部就明堂。第三個意思是單指

上部	天	兩額之動脈	候頭角之氣	頷厭穴	足少陽膽經
	地	兩頰之動脈	候口齒之氣	地倉、大迎穴	足陽明胃經
	人	耳前之動脈	候耳目之氣	和髎穴	手少陽三焦經
中部	天	掌後寸口動脈	候肺	經渠穴	手太陰肺經
	地	手大指、次指歧骨動脈	候胸中之氣	合谷穴	手陽明大腸經
	人	掌後銳骨下動脈	候心	神門穴	手少陰心經
下部	天	氣衝下三寸動脈	候肝	五里穴（女子取太衝穴）	足厥陰肝經
	地	內踝後跟骨傍動脈	候腎	大谿穴	足少陰腎經
	人	魚腹上越筋間動脈一直五里下	候脾胃之氣	箕門穴	足太陰脾經
			候胃氣	趺陽穴	足陽明胃經

鼻頭，準頭叫做明堂。這裡的意思，是指望診要望臉部、鼻頭。「闕庭」，「闕」指兩眉中間，「庭」指額頭。這些就是要我們要望診，要望臉部、鼻頭、眉間、額頭……。結果反而「盡不見察」，所以才會「所謂管窺而已」，以管窺天，所見有限。「夫欲視死別生，實為難矣」，如果說看病這樣草率，要做出正確的診察、正確的預後，實在是很困難的。

「孔子云：生而知之者上」，生下來就知曉事理，聰明的，這是第一流的智慧。其實一生下來就很聰明的天才，通常會早夭。像甘羅十二歲就當上大夫，曹沖小時候就會用船稱大象重量。「學則亞之」，我們大部分人都是靠經驗學習的，這是第二流的人物。「多聞博識，知之次也」，不斷看聽，不停的記才能學得知識，這又是次一級的。不過我很欽佩那一些不認識字的老太太，一本《金剛經》四千多字，不斷的敲木魚打磬，可以天天念誦記起來，這也是很了不起的。

「余宿尚方術，請事斯語」，仲景先生相當崇尚醫術，講究方劑，他把自己家族的慘痛經歷、自己傷痛的打擊寫出來。請我們一起來感受。

張仲景，河南南陽人，據說當過長沙太守，（正史並無記載他當過太守），所以台灣有些教《傷寒論》的人說：「台灣地處亞熱帶，《傷寒論》是黃河流域的醫學，所以《傷寒論》的方藥在台灣用不上。」他們認為「台灣亞熱帶不可用熱藥，要用寒藥」，這是錯誤的觀念。我想請教他們，大承氣湯的大黃、芒硝夠不夠寒，白虎湯的知母、石膏夠不夠寒。我一直認為講這些話的人是中醫界的罪人。

2 如何研讀《傷寒論》

由於歷朝歷代註解《傷寒論》的醫家太多，由晉朝的王叔和首先整理《傷寒論》，再根據《內經》、《難經》、《傷寒論》、《金匱》中有關脈學的部分，寫了一本《脈經》，歸納出二十四種脈象。再由元朝成無己先生第一個為《傷寒論》作註，解釋《傷寒論》。經成無己先生註釋之後，到清代陸陸續續約有五十種的註釋、學說產生。

我們讀《傷寒論》，首先可由原條文入手，反覆地熟讀條文讀到滾瓜爛熟，尤其有方子的條文要特別注意。再者由條文來認識方劑，也可以把同方子的條文歸納起來，由方子來理解條文。這一種用方劑整理歸納條文的方法，可稱為「湯證」的整理法，以柯琴的《傷寒來蘇集》、徐靈胎的《傷寒約方》為代表。

另一種整理的方法是以症狀做歸納，成無己的《傷寒明理論》就是把相同症狀的條文整理在一起，例如：所有「頭痛惡寒」的條文都整理在一起。

至於解釋條文的方式，有些醫家用「經文」解釋，用《內經》解釋，或用《傷寒論》自己的條文互相闡揚，這種方式比較深奧一點。有些醫家用個人的看法解釋，每個人的見解會有不同。另外就是有新的資料，特別是中國大陸近來研究《傷寒論》的學者很多，有很多新的文獻報告，尤其在臨床部分的報告也有很多新的見解。

《醫宗金鑑》吳謙先生編的《傷寒論》，採用的註解，其中有名有姓的醫家有二十二位，沒有姓名而有著作的採用三家，總共採用了二十五家的見解。基本上，吳謙先生採用的集註見解，大都是與自己見解相近的。

本書講解的是《傷寒論》中的方劑與藥物，如此日後研讀正文時，對方劑與藥物才不會陌生。仲景先生用藥相當精簡、精確。像桂枝湯五味藥，多一味、少一味，就不叫桂枝湯了；甚至藥物的劑量不同，也不叫桂枝湯。像四逆湯少了甘草，就叫乾薑附子湯。而且仲景先生用藥精簡，《傷寒論》中超過十味藥的方子，只有三個：麻黃升麻湯十四味，以及柴胡龍骨牡蠣湯十一味、烏梅丸十二味。不像現代的中醫師，一開方就是四十多味藥。

我自己這二、三十年來，在《傷寒》、《金匱》、《內經》下功夫，所以我由民國七十六年到八十六年，每年到中國醫藥學院上中特班的課，包括後面的藥物一覽表都是幫學士後中醫系上課時的資料，這十年來我上課不用帶課本，因為我《傷寒論》前前後後大約念了三千遍以上。一般我們參加中醫師考試大概念個五十遍就差不多了。念到五百遍，對《傷寒論》才有深刻的體悟。念到二千遍以上，對《傷寒論》的條文、方劑大概都很熟悉了，不用看書本，就可以知道哪些條文在哪個章節，內容為何，可以跨章節的歸納比較。這樣臨床上才能擅用傷寒方，才不會開方時，開來開去就是龍膽瀉肝湯、血府逐瘀湯。

3 汗、吐、下、和、溫、清、消、補八法

仲景先生用藥精簡，而且這些處方歷經兩千多年的千錘百鍊，仍然百靈百驗，治療十九、二十、二十一世紀的疾病仍有顯效。

有些人初次接觸《傷寒論》，無法馬上進入狀況，其實只要多接觸，多下功夫，漸漸就會有體會。同時要接觸藥物學、方劑學，最後就會豁然貫通。

三陽病與三陰病

《傷寒論》一書主要在介紹熱性傳染病的發展過程中會有哪些症狀。以「六經」的形態來描述：太陽病、陽明病和少陽病稱之為「三陽病」；太陰病、少陰病和厥陰病稱之為「三陰病」。如果用八綱辨證——陰陽、表裡、寒熱、虛實——區分，三陽病屬實證，而三陰病屬虛證。三陽病屬表病，三陰病屬裡病。若由發熱的程度來看，三陽病屬熱證，而三陰病屬寒證，三陰病比較少見發熱的症狀。

三陽病大部分屬於體表的症狀，尤其是太陽病。而三陰病多見腹瀉下利的裡證，而且多為寒證，手腳冰冷，厥冷厥逆。這意味著人體對抗病邪的過程，人體消耗能源、體力之後正氣虛，所以手腳冰冷。

三陽病多屬實證，邪氣實，表示疾病初期病邪來勢洶洶，不過此刻人體的能源、體力也比較足。三陰病階段多屬虛證，正氣虛，不過偶

爾也會雜夾一些實證，例如少陰病中有咽喉疼痛，痛到無法說話的實證。

所以，《傷寒論》一書是用六經的方式介紹熱性傳染病的發展過程中，產生哪些症狀與治療方法。我們也可以透過八綱辨證，陰陽、表裡、寒熱、虛實的方式來理解。同時透過八綱辨證的方式，我們也可以知道《傷寒論》的治療原則是「汗吐下和溫清消補」八法皆備。

汗法

汗法，例如太陽病表病，就用桂枝湯、麻黃湯、大青龍湯、小青龍湯解表發汗，因為此類病邪是由體表、毛細孔感染的，尤其當天氣變化，氣溫下降，感受到風邪寒邪，毛細孔就閉塞，然後體表不能充分散熱，體內溫度就升高發熱。

中醫治病是根據病因，既然外感風邪寒邪，我們就要把風邪寒邪由體表趕出去，用汗法、解表法。透過興奮交感神經，使毛細孔打開，排汗散熱，自然體溫就會下降，同時那些因風邪寒邪而產生的「頭痛、身疼腰痛、骨節疼痛」自然也就緩解。這和西藥的退燒藥、止痛藥是完全不同的。

吐法

「吐法」的運用時機，是在當病邪在胸膈之中。例如感冒時初期痰稀稀白白的，先用汗法處理可能就會痊癒。但如果錯過發汗時機，或是處理不當，產生化熱的現象，痰就變成黃色稠稠黏黏的，堆積在深層的胸膈之中，不易咳出。這時常常會運用「吐法」。

包括吃錯東西，也要用催吐法。在中國醫學

史中，最早擅用吐法的就是仲景先生。由此以後，一直要到「金元四大家」的張子和先生，才把仲景先生的吐法發揚光大，張子和先生治療很多疾病都用吐法，甚至孕婦懷孕到末期，胎兒壓迫膀胱，引起小便不利，稱為「轉胞」（「胞」就是指膀胱），子和先生也是用吐法。嘔吐的時候胎位會升高，就減少壓迫膀胱，小便困難會得到緩解。但是這種治法要「藝高人膽大」才行，一般的醫師不會隨便使用，因為萬一造成孕婦身體不適，甚至於流產，那就遺憾了。

所以病邪如果在胸膈之間時，仲景會使用瓜蒂散、梔子豉湯等有催吐效果的方劑。

下法

「下法」，在三陽病，尤其發展到陽明病，因為體溫升高，蒸發體內水份，造成體內、腸道水份減少，結果糞便就越來越硬，此刻仲景先生會用芒硝，它能軟堅，軟化糞便。再用大黃刺激腸子的蠕動，再透過厚朴枳實氣藥的推動，大便自然就順暢地解出。症狀重的用大承氣湯，輕微一些的用小承氣湯，更輕微一點的用調胃承氣湯。這三個承氣湯都有大黃，因此因為排便不正常、便祕引起的腹脹、腹痛、發熱等現象，很快就會得到緩解。

有的時候因為便祕，腸中的糞便堆積，產生毒素，干擾腦部，產生像《金匱要略》中的痓病，角弓反張，牙關緊閉，手腳抽搐等症狀，也可以用攻下法承氣系列治療。所以我在《自己開藥方》與《小病不求人》（皆為元氣齋出版）的書中提到「病在上取之下」，這是《內經》的治療原則。

其實人體中，多多少少都有病原體、細菌，有時候人體和細菌為共生狀態，如果動不動就用抗生素消滅細菌，我們就會發現濫用抗生素的結果，細菌抗藥性就越強，越濫用抗生素，人體免疫力就越低落；最後，人體抵抗力越低落，人就會昏昏沉沉的。

最近我在長庚醫院就看了二例病患，吃感冒藥三天，小便就尿不出來了。因為感冒是濾過性病毒，有些就會破壞腎功能，再用抗生素，有些抗生素也會破壞腎功能。另外臨床上也看過一些病患吃感冒藥三天手臂就腫脹，這是因為有些感冒藥會影響心血管的功能。

不要動不動就要消滅對方。就像《傷寒論》最後一章〈霍亂篇〉中，治療霍亂的方劑中也沒有用到一味殺菌藥、抗生素。條文第四一一條「霍亂……熱多欲飲水者，五苓散主之，寒多不用水者，理中丸主之」。五苓散共有五味藥：豬苓、茯苓、澤瀉、白朮、桂。這五味藥都沒有殺菌作用，不過病患如果上吐下瀉，吃了五苓散就會緩解。理中丸的人參、乾薑、白朮、甘草四味藥中也沒有殺菌作用。

所以我常提到，不要動不動就濫用抗生素，使人體的抵抗力正氣與細菌病毒同時被消滅。我們不要「同歸於盡」，而是要「同登彼岸」才是。

和法

「和法」，和解之法，代表方劑就是小柴胡湯。然後是大柴胡湯，再變化出柴胡桂枝湯、柴胡桂枝乾薑湯、柴胡龍骨牡蠣湯、四逆散、黃芩湯、黃芩加生薑半夏湯。這些都是由小柴胡湯變出來的。後代的逍遙散也是由小柴胡湯變出來的，甚至龍膽瀉肝湯也是。

溫法

到三陰病階段，人體的抵抗力較低下，正氣較虛了，手腳就冷冰，心血管循環不好，心臟無力。血液如果無法充分供應到腦部，就會產生暈眩，因此要用真武湯、四逆湯，這些有強心作用的方劑，有附子、乾薑、甘草。用了這些強心作用的方子後，血液就能供應到腦部，就不會暈眩。血液供應到四肢末梢，手腳就不會冰冷。用附子、乾薑這些溫性的藥，就稱為「溫法」。這些溫性的藥可促進身體機能，增加正氣，溫補正氣，就是增強抗病力的意思。

清法

「清法」，在三陽病階段，都會發燒，尤其是陽明病，會發高燒。甚至燒到39、40度，就要使用石膏劑清熱。

臨床上我們觀察到發高燒的人，體內水份蒸散變快，血液電解質不平衡，會發生抽筋痙攣的現象，甚至高燒影響了神經系統，產生牙關緊閉，角弓反張。這時用石膏、知母等寒性的藥，一則可以解熱，一則可以平衡電解質不平衡，自然就會緩解抽筋痙攣的現象。這種方法稱為「清法」。後代的連翹、金銀花、梔子等也是屬於清熱藥。

消法

一般而言，熱性傳染病是不會很快形成腫瘤的，不過我們人體可能本來就有潛伏癌細胞、癌基因，遇到致癌的食物、致癌的環境因子之後，誘發反應變成腫瘤癌症。西醫通常用外科切除，但如果腫瘤長在重要器官上就很悽慘。使用放、化療副作用也很大很慘。有些腫瘤切除了還是會復發。有一個病例板橋楊太太鼻咽癌作放化療，五年之間，鼻咽部就像火在燃燒一樣痛苦。

此時，我們可以使用消導的方法，讓這些腫塊、結節消弭於無形。例如，柴胡桂枝乾薑湯中，有天花粉能散結，有牡蠣能軟堅，腫塊結節就會消失。

有些人感冒時，或是吃了燥熱食物後（如龍眼），在耳後或頷下就生出淋巴結節。此時我們可以用小柴胡湯做基礎，再加天花粉、浙貝母，淋巴結節馬上就會軟化消掉。

有些人感冒，腋下的淋巴節就腫大。有一位高雄鍾先生，第一次在腋窩下長出腫塊如蛋黃一樣大，手術挖掉，再長出來如乒乓球大，手術挖掉再長出來如棒球大，再手術挖掉，又長出來如葡萄柚大，最後把左手臂切除。這就是霸道的西方醫學。

其實這類的疾病，我們可以用小柴胡湯為基礎，因為人體兩側屬少陽。再加牡蠣軟堅，天花粉、浙貝母散結，再加上天然的抗病毒藥連翹，這樣就能消除腫塊。有一病例，小女生，由脖子腫到肩膀，在兩家大醫院住院，沒有痊癒。我們用柴胡系列、逍遙系列，加入軟堅散結藥。如果軟堅還不夠，我們就用潰堅的藥，如穿山甲。因此「消法」可以解決一些結節、腫塊、腫瘤方面的疾病，不必用到開刀切除的方法。

補法

最後談到「補法」。事實上，把邪氣除去之

後，正氣自然會恢復；或者補充正氣以去除邪氣。所謂「補正祛邪」或「祛邪扶正」，實在不用動不動就手術、放療、化療。有一病例，鄭先生鼻咽癌手術後做了一次化療，結果頭髮變白，全部掉光，我們用清燥救肺湯修補、滋潤，結果頭髮又長出，而且是黑髮。因為清燥救肺湯中有阿膠、芝麻、桑葉。結果又去做第二次、第三次化療，手就腫起來了。

其實仲景先生很少用補法，在《傷寒論》的原條文中，沒有出現過「補」字。但仲景先生實際上是有運用到補法的，例如四逆湯補陽救逆，又如小柴胡湯中有人參、甘草、大棗，小建中湯中的大棗、飴糖，炙甘草湯的阿膠，這些都有補法的意思。

不過仲景先生不是動不動就補。像人參就只有用在吐，腹瀉之後，津液耗損，用人參來生津；或高燒時體內水份消耗，於白虎湯中加入人參；或病邪在半表半裡時，為預防正氣不足，邪傳入三陰，所以小柴胡湯中用人參增強抵抗力。

以上說明《傷寒論》的治法，治則是八法俱備的。

4《傷寒論》湯方藥物組成

仲景先生的時代是公元二世紀末葉到三世紀初葉，《傷寒論》一百多個處方竟然只用了九十味藥，這樣精簡的用藥就可以把很多疑難雜症處理好。

在序文中，雖然仲景自稱「雖未能盡癒諸病」，不過我們經過臨床的證實，肯定《傷寒論》是非常有用的。

例如有一位中風昏迷住院的病患，吃了三次的藥，居然可以由家人扶著前來看診。我用就是仲景方針對其腦部中風的病變，我用的是柴胡龍骨牡蠣湯加一些強心、活血化瘀的藥，兩三次的藥就清醒過來，目前血壓偏高。在住院期間併發了尿路的問題，我使用腎氣丸合豬苓湯，加冬葵子、烏藥、木香增加其氣化推動力量，服藥後尿量就增加了。因此《傷寒論》直到現代二十、二十一世紀，仍然提供我們相當好的處方。

有些相當奇特的怪病，我們用仲景方也可以處理得很好。當然仲景方包含了《傷寒論》與《金匱要略》中的處方。

整理原則

在我們提供的「《傷寒論》湯方藥物一覽表」中，整理出《傷寒論》處方一一七個，有些文獻認為傷寒方是一一三個，不過我是依據《醫宗金鑑》版本來整理的。這份資料我整理出來後，經過學士後中醫系施松杉與鍾偉號同學打字校對。我所參考的資料主要有明末清初的大醫家徐靈胎先生的著作《傷寒約方》。《傷寒約方》是以湯方歸納《傷寒論》，桂枝湯一個系列，麻黃湯一系列，白虎湯、梔子湯、承氣湯……，大概總共歸納十二個系統。

另外參考清末民初的醫家姜佐景先生的《傷寒論精簡讀本》。

第三是依據明末清初柯琴先生的《傷寒來蘇集》，《來蘇集》是以湯證來歸納的，由其目錄就可看出。

主要就是根據這三本書，來分類歸納《傷寒論》的湯方。

姜佐景先生有另一本著作，就是他和老師曹穎甫先生的醫案，叫做《經方實驗錄》。這本書是醫藥醫論，對臨床相當有幫助。

但是，我自己也有做了一些調整。例如說第113方麻黃升麻湯，本來徐靈胎先生他們是編在麻黃湯系列，也就是第27方麻黃連軺赤小豆湯之後。但是我們可以發現麻黃升麻湯是一個組合較複雜的方子，一方面有麻、桂草——麻黃湯的架構（少了杏仁），也有桂枝、芍藥、甘草——桂枝湯的架構（少了薑棗），又有知母、石膏、甘草——白虎湯的架構（少了粳米），又有白朮、乾薑、甘草——理中湯的架構（少了人參），另外白朮、茯苓、甘草這是後代的四君子湯（少了人參）。所以柯琴先生認為此方不是仲景的方，是後代加進去的，因為用藥組成頗雜。麻黃升麻湯共十四味藥，是《傷寒論》中最多味藥物的方子，好像也與仲景用藥精簡的精神不同。

又例如第78方、第79方當歸四逆湯，若按藥物組成，好像不應該編在四逆湯系列。但是在〈厥陰篇〉有條文「手足厥寒、脈細欲絕、當歸四逆湯主之。若其人內有久寒者，宜當歸四逆加吳茱萸生薑湯」。當歸四逆湯是桂枝湯的變方，桂枝湯去生薑再加當歸、通草、細辛。如果是第79方加了吳茱萸生薑，就有桂枝湯全方了。第79方當歸四逆加吳茱萸生薑湯，組成藥物中要再加清酒一味，因為其煎藥法與炙甘草湯一樣用水、酒各半煎服。因為有「手足厥寒、脈細欲絕」的症狀，因此我編在四逆湯系列中。

總之，這份資料是以柯琴、徐靈胎、姜佐景先生的書做為藍本，再加上我個人的觀察、見解，整理出來的。

第1～17方屬桂枝湯系列，第18～27方屬麻黃湯系列，第28～31方屬葛根湯系列，第32～34方屬白虎湯系列，第35～42方屬承氣湯系列。雖然由第39～42方好像與承氣湯不太相同，但是都屬峻下之劑（小陷胸湯除外），尤其大陷胸湯與調胃承氣湯都有大黃、芒硝，只差一味甘遂作用就不同了。調胃承氣湯調和胃氣，大陷胸湯治胸膈有病邪，出現胸膈疼痛及便祕的症狀。（臨床上，媒礦工人到了晚年會出現塵肺症或矽肺症，胸口悶、缺氧、氣喘、痰多，因為礦坑中空氣稀薄，吸入很多煤渣，阻礙肺葉氣體交換。到了晚年生活品質很差。）

第43～51方為梔子系列。第52～59方柴胡系列。第60～67方是瀉心湯系列。第68～79方為四逆系列。第80～92是甘草系列。由第93方之後是藥丸、藥粉、散、煎導法。最後是其餘的處方。

第二篇就是這些基本藥物的詳細解說。

《傷寒論》湯方藥物組成一覽表

編號	方名	組成藥味
1	桂枝湯	桂枝、芍藥、甘草、大棗、生薑
2	桂枝加桂湯	桂枝、芍藥、甘草、大棗、生薑
3	桂枝加芍藥湯	桂枝、芍藥、甘草、大棗、生薑
4	桂枝加大黃湯	桂枝、芍藥、甘草、大棗、生薑、大黃
5	桂枝加朴杏湯	桂枝、芍藥、甘草、大棗、生薑、厚朴、杏仁
6	桂枝加附子湯	桂枝、芍藥、甘草、大棗、生薑、附子
7	桂枝去芍藥湯	桂枝、甘草、大棗、生薑
8	桂枝去芍藥加附子湯	桂枝、甘草、大棗、生薑、附子
9	桂枝去芍藥加龍牡救逆湯	桂枝、甘草、大棗、生薑、蜀漆、龍骨、牡蠣
10	桂甘龍牡湯	桂枝、甘草、龍骨、牡蠣
11	桂枝人參湯	桂枝、甘草、人參、白朮、乾薑
12	桂枝附子湯	桂枝、甘草、大棗、生薑、附子
13	白朮附子湯	甘草、大棗、生薑、附子、白朮
14	桂枝去桂加苓朮湯	芍藥、甘草、大棗、生薑、茯苓、白朮
15	桂枝新加湯	桂枝、芍藥、甘草、大棗、生薑、人參
16	陽旦湯	桂枝、芍藥、甘草、大棗、生薑、黃芩
17	陰旦湯	桂枝、芍藥、甘草、大棗、生薑、乾薑
78	當歸四逆湯	桂枝、芍藥、甘草、大棗、通草、細辛、當歸
79	當歸四逆加茱薑湯	桂枝、芍藥、甘草、大棗、生薑、通草、細辛、當歸、吳茱萸、清酒

91	小建中湯	桂枝、芍藥、甘草、大棗、生薑、膠飴
92	炙甘草湯	桂枝、甘草、人參、大棗、生薑、生地、阿膠、麻子仁、清酒、麥冬
18	麻黃湯	麻黃、桂枝、甘草、杏仁
19	大青龍湯	麻黃、桂枝、甘草、杏仁、生薑、大棗、石膏
20	小青龍湯	麻黃、桂枝、甘草、芍藥、乾薑、細辛、五味子、半夏
21	桂麻各半湯	麻黃、桂枝、甘草、芍藥、杏仁、大棗、生薑
22	桂二麻一湯	麻黃、桂枝、甘草、芍藥、杏仁、大棗
23	桂二越一湯	麻黃、桂枝、甘草、芍藥、大棗、石膏、生薑
24	麻黃附子細辛湯	麻黃、附子、細辛
25	麻黃附子甘草湯	麻黃、附子、甘草
26	麻杏甘石湯	麻黃、杏仁、甘草、石膏
27	麻黃連軺赤小豆湯	麻黃、杏仁、甘草、赤小豆、連軺、梓白皮、大棗、生薑
28	葛根湯	葛根、麻黃、桂枝、芍藥、甘草、大棗、生薑
29	葛根加半夏湯	葛根、麻黃、桂枝、芍藥、甘草、大棗、生薑、半夏
30	葛根芩連湯	葛根、黃芩、黃連、甘草
31	桂枝加葛根湯	葛根、桂枝、芍藥、甘草、大棗、生薑、麻黃
32	白虎湯	石膏、知母、粳米、甘草
33	白虎加人參湯	石膏、知母、粳米、甘草、人參
34	竹葉石膏湯	石膏、粳米、甘草、人參、麥冬、竹葉、半夏

35	調胃承氣湯	大黃、芒硝、甘草
36	小承氣湯	大黃、厚朴、枳實
37	大承氣湯	大黃、厚朴、枳實、芒硝
38	核桃承氣湯	大黃、芒硝、甘草、核桃、桂枝
39	抵當湯	大黃、桃仁、水蛭、虻蟲
40	大陷胸湯	大黃、芒硝、甘遂
41	小陷胸湯	黃連、半夏、栝蔞實
42	十棗湯	大棗、甘遂、芫花、大戟
95	麻仁丸	大黃、厚朴、枳實、麻子仁、芍藥、杏仁
99	抵當丸	大黃、桃仁、水蛭、虻蟲
100	大陷胸丸	大黃、甘遂、杏仁、葶藶子、芒硝、白蜜
43	梔子豉湯	梔子、豆豉
44	梔子甘草豉湯	梔子、豆豉、甘草
45	梔子生薑豉湯	梔子、豆豉、生薑
46	梔子厚朴湯	梔子、厚朴、枳實
47	梔子乾薑湯	梔子、乾薑
48	梔子柏皮湯	梔子、黃柏、甘草
49	茵陳蒿湯	梔子、大黃、茵陳蒿
50	枳實梔豉湯	梔子、豆豉、枳實
51	枳實梔豉加大黃湯	梔子、豆豉、枳實、大黃
52	小柴胡湯	柴胡、黃芩、人參、半夏、甘草、大棗、生薑
53	大柴胡湯	柴胡、黃芩、半夏、大棗、生薑、枳實、芍藥、大黃
54	柴胡加芒硝湯	柴胡、黃芩、人參、半夏、甘草、大棗、生薑、芒硝

55	柴胡桂枝湯	柴胡、黃芩、人參、半夏、甘草、大棗、生薑、桂枝、芍藥
56	柴胡桂枝乾薑湯	柴胡、黃芩、桂枝、乾薑、甘草、栝蔞根、牡蠣
57	柴胡龍牡湯	柴胡、半夏、茯苓、桂枝、大黃、龍骨、牡蠣、鉛丹、人參、大棗、生薑、黃芩
58	黃芩湯	黃芩、芍藥、甘草、大棗
59	黃芩加薑半湯	黃芩、芍藥、甘草、大棗、生薑、半夏
105	四逆散	柴胡、芍藥、枳實、甘草
60	大黃黃連瀉心湯	黃連、大黃
61	附子瀉心湯	黃連、大黃、黃芩、附子
62	甘草瀉心湯	黃連、黃芩、甘草、乾薑、半夏、大棗
63	半夏瀉心湯	黃連、黃芩、甘草、乾薑、半夏、大棗、人參
64	生薑瀉心湯	黃連、黃芩、甘草、乾薑、半夏、大棗、人參、生薑
65	乾薑芩連人參湯	黃連、黃芩、乾薑、人參
66	黃連湯	黃連、桂枝、甘草、乾薑、半夏、大棗、人參
67	旋覆代赭石湯	旋覆花、甘草、代赭石、半夏、大棗、生薑、人參
114	黃連阿膠湯	黃連、黃芩、芍藥、雞子黃、阿膠
68	四逆湯	附子、甘草、乾薑
69	通脈四逆湯	附子、甘草、乾薑
70	通脈四逆湯加豬膽汁湯	附子、甘草、乾薑、豬膽汁
71	乾薑附子湯	附子、乾薑
72	四逆加人參湯	附子、甘草、乾薑、人參

73	茯苓四逆湯	附子、甘草、乾薑、人參、茯苓
74	附子湯	附子、白朮、芍藥、人參、茯苓
75	真武湯	附子、白朮、芍藥、生薑、茯苓
76	白通湯	附子、乾薑、蔥白
77	白通加尿膽湯	附子、乾薑、蔥白、人尿、豬膽汁
78	當歸四逆湯	當歸、桂枝、芍藥、甘草、通草、細辛、大棗
79	當歸四逆加茱薑湯	當歸、桂枝、芍藥、甘草、通草、細辛、大棗、吳茱萸、生薑、清酒
80	甘草湯	甘草
81	桔梗湯	甘草、桔梗
82	桂枝甘草湯	甘草、桂枝
83	甘草乾薑湯	甘草、乾薑
84	芍藥甘草湯	甘草、芍藥
85	芍藥甘草附子湯	甘草、芍藥、附子
86	甘草附子湯	甘草、桂枝、附子、白朮
87	茯苓甘草湯	甘草、桂枝、茯苓、生薑
88	苓桂甘棗湯	甘草、桂枝、茯苓、大棗
89	苓桂朮甘湯	甘草、桂枝、茯苓、白朮
90	厚朴薑夏甘參湯	甘草、厚朴、生薑、半夏、人參
91	小建中湯	甘草、桂枝、芍藥、大棗、生薑、膠飴
92	炙甘草湯	甘草、桂枝、人參、大棗、生薑、生地、阿膠、清酒、麻子仁、麥冬
93	理中丸湯	甘草、乾薑、人參、白朮
94	烏梅丸	烏梅、乾薑、人參、細辛、黃連、黃柏、當歸、附子、蜀椒、桂枝、苦酒、米飯
95	麻仁丸	大黃、厚朴、枳實、麻子仁、芍藥、杏仁

96	蜜煎導	白蜜
97	豬膽汁導	豬膽
98	土瓜根方	土瓜
99	抵當丸	大黃、桃仁、水蛭、虻蟲
100	大陷胸丸	大黃、甘遂、杏仁、葶藶子、芒硝、白蜜
101	五苓散	茯苓、豬苓、澤瀉、白朮、桂枝
102	文蛤散	文蛤
103	三物白散	桔梗、巴豆、貝母
104	半夏湯及散	半夏、桂枝、甘草
105	四逆散	柴胡、芍藥、枳實、甘草
106	瓜蒂散	瓜蒂、赤小豆、香豉
107	牡蠣澤瀉散	牡蠣、澤瀉、栝蔞根、蜀漆、商陸、海藻、葶藶
108	燒裩散	燒裩灰
109	赤石脂禹餘糧湯	赤石脂、禹餘糧
110	桃花湯	赤石脂、乾薑、糯米
111	豬苓湯	茯苓、豬苓、澤瀉、滑石、阿膠
112	吳茱萸湯	吳茱萸、人參、大棗、生薑
113	麻黃升麻湯	麻黃、升麻、當歸、知母、黃芩、萎蕤、石膏、白朮、乾薑、芍藥、天冬、桂枝、茯苓、甘草
114	黃連阿膠湯	黃連、黃芩、芍藥、雞子黃、阿膠
115	苦酒湯	苦酒、半夏、雞子白
116	豬膚湯	豬膚、白蜜、白粉
117	白頭翁湯	白頭翁、秦皮、黃柏、黃連

第2篇

《傷寒論》基本藥物

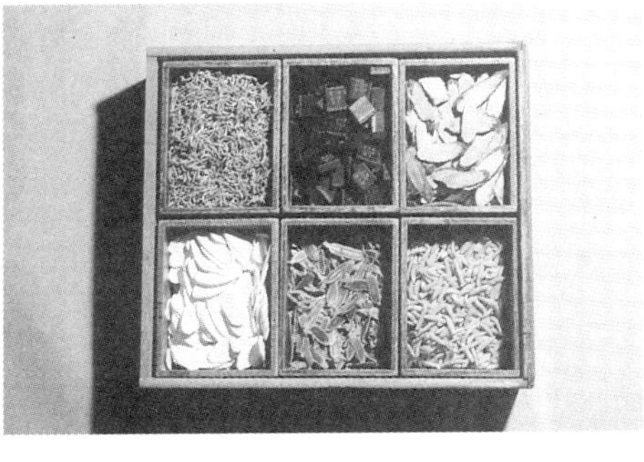

《傷寒論》主要基本藥物圖

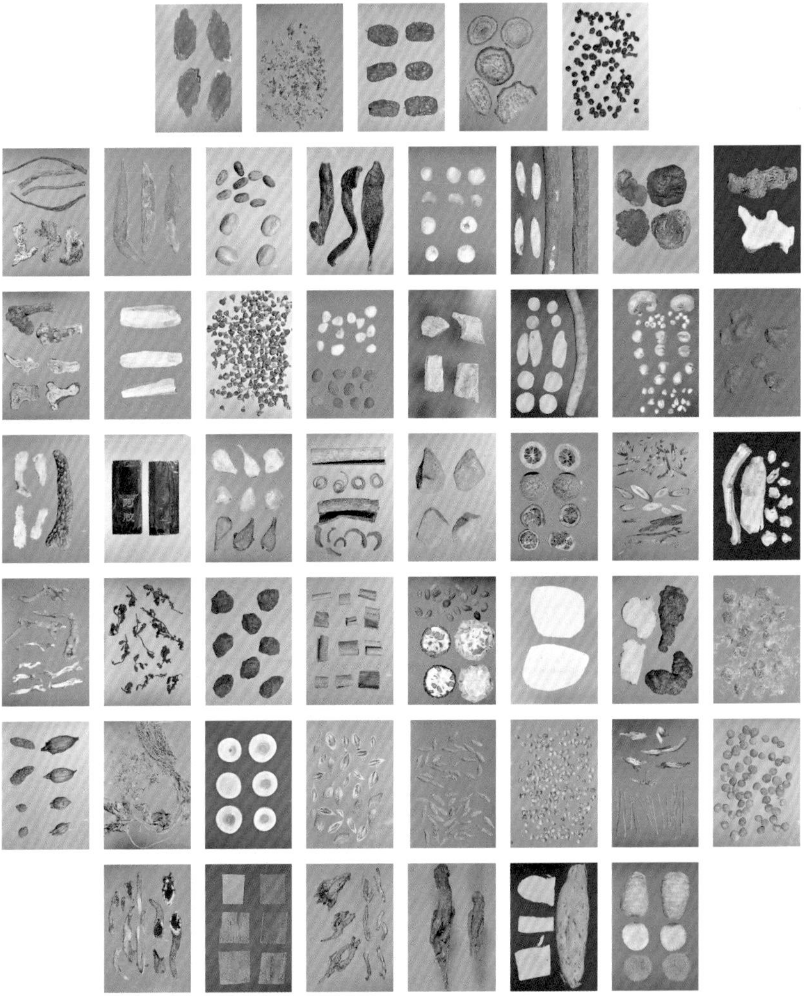

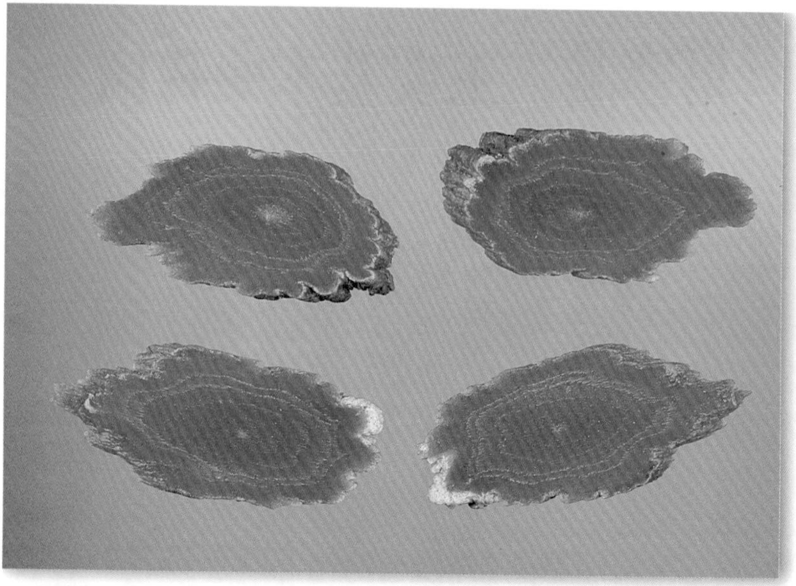

2. 人參

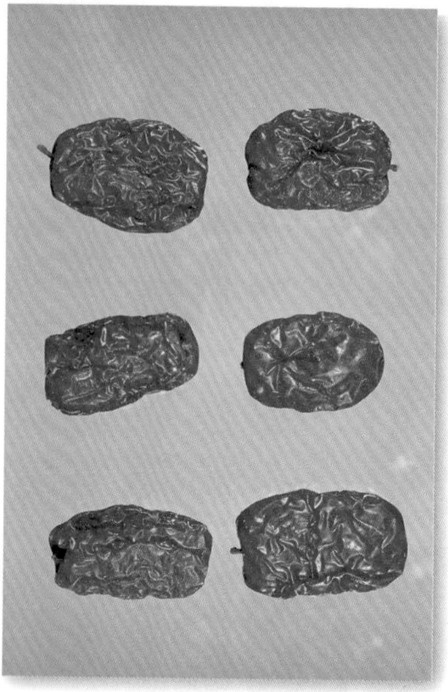

5. 紅棗

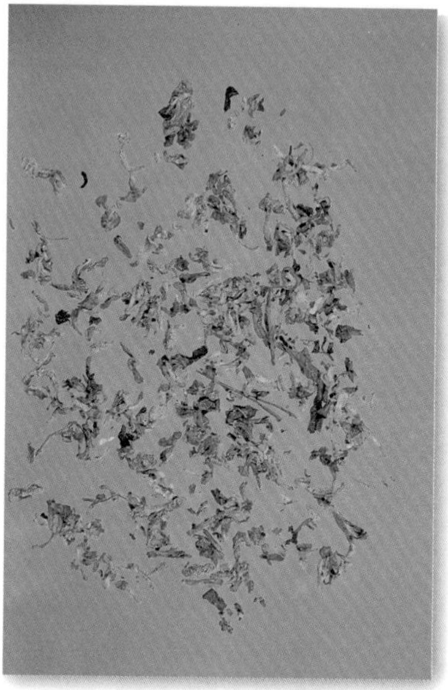

4. 芫花

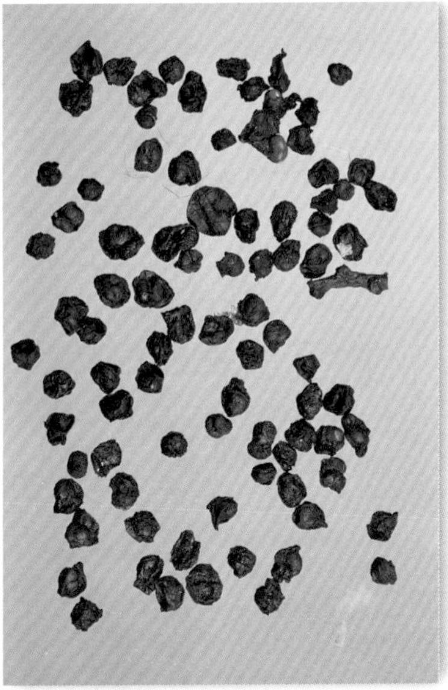

7. 五味子

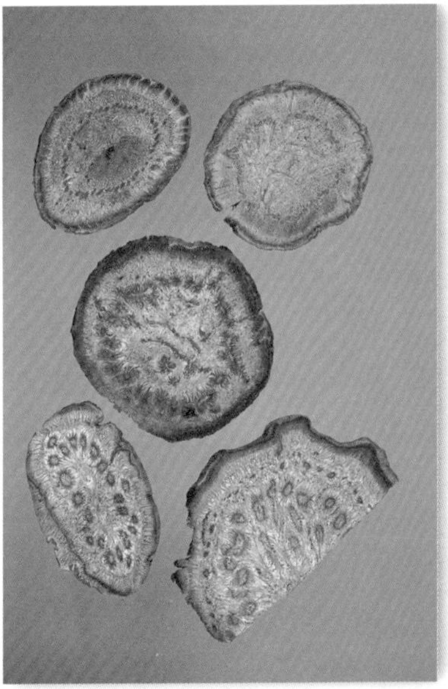

6. 南大黃（上）、北大黃（下）

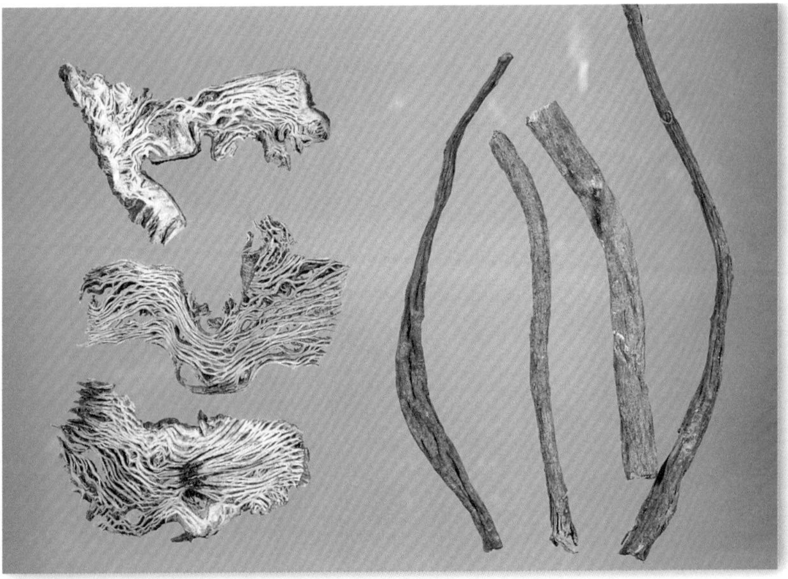

8. 升麻（左）、綠升麻（右）

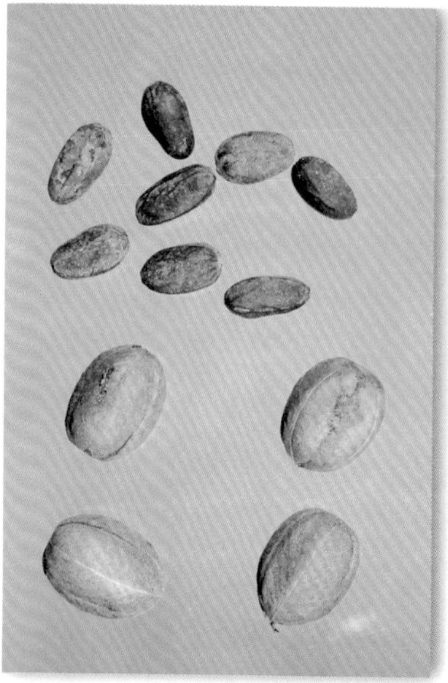

10. 巴豆

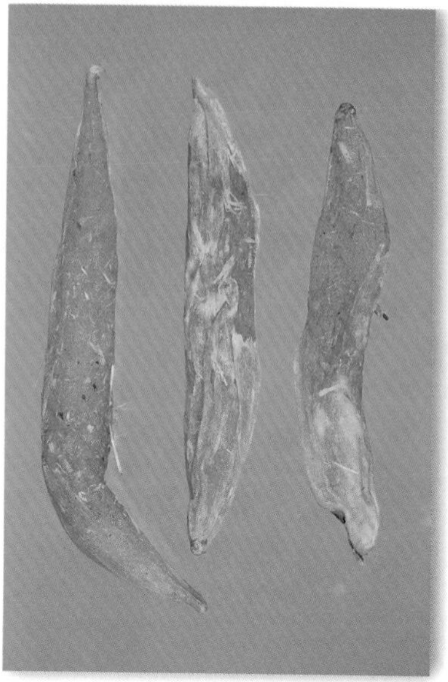

9. 天（門）冬

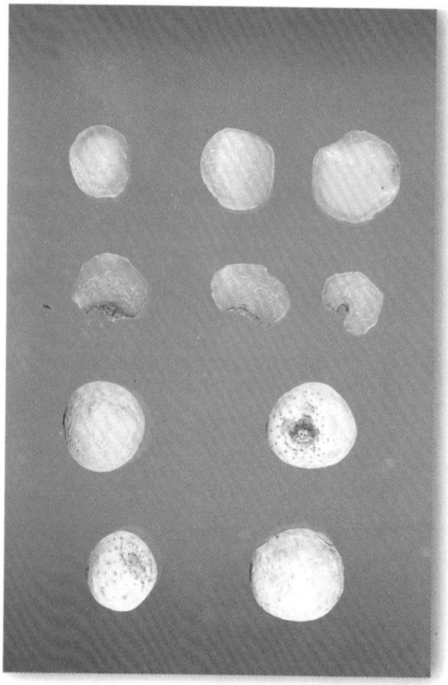

14. 薑半夏（上二列）、
法半夏（下二列）

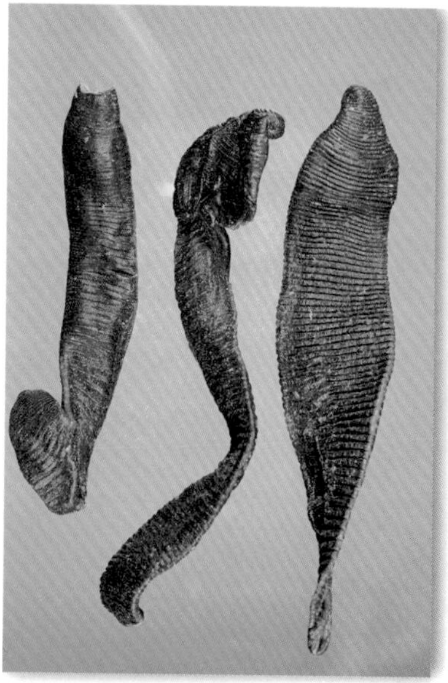

12. 水蛭

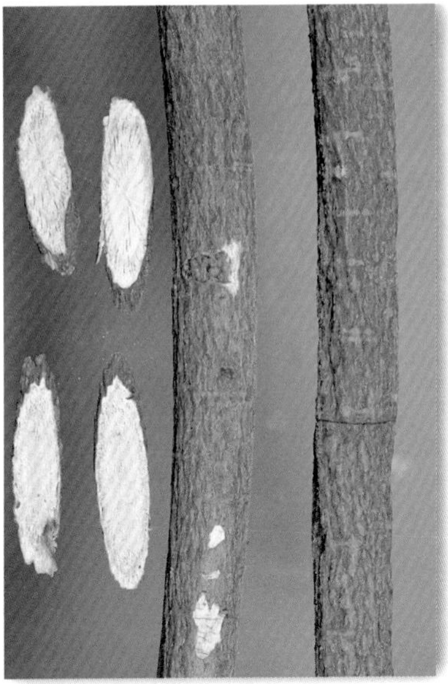

16. 甘草

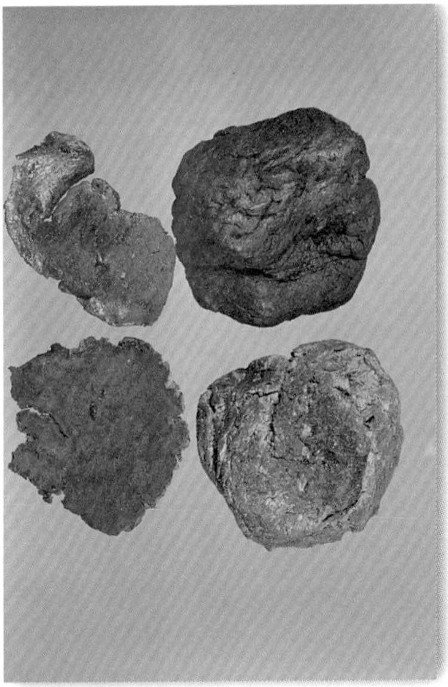

17. 地黃：熟（上）、生（下）

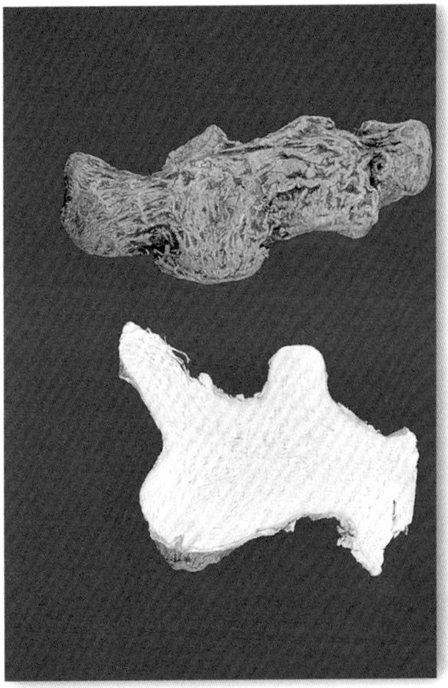

18. 乾薑：台灣（上）、
大陸（下）

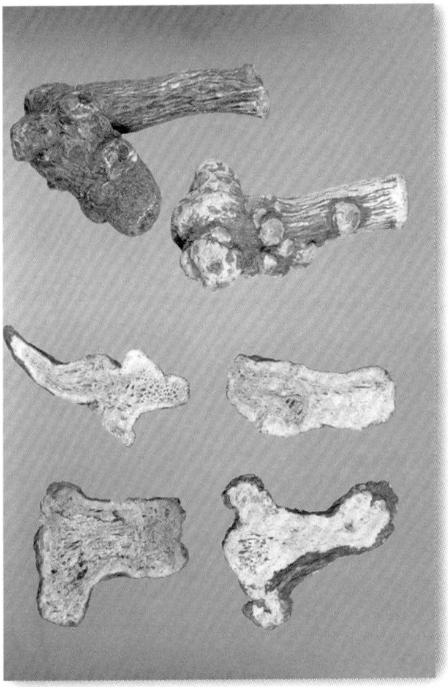

19. 白朮：生（上）、炒（下）

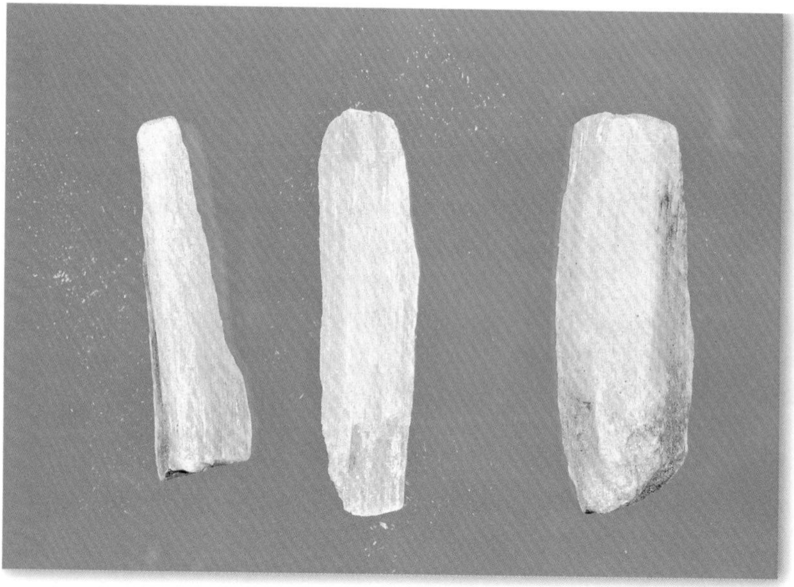

23. 石膏

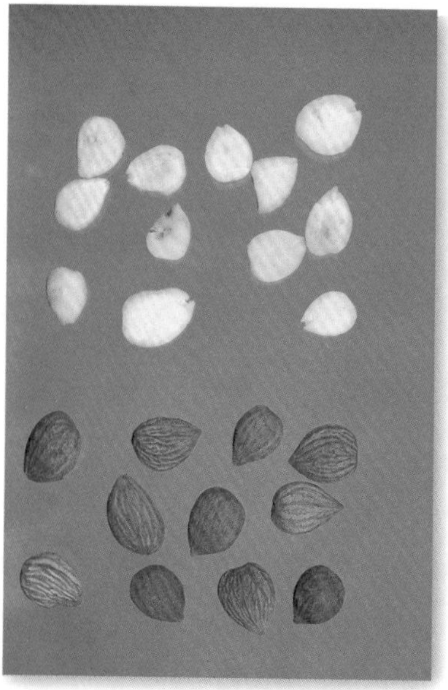

26. 杏仁，去皮（上）

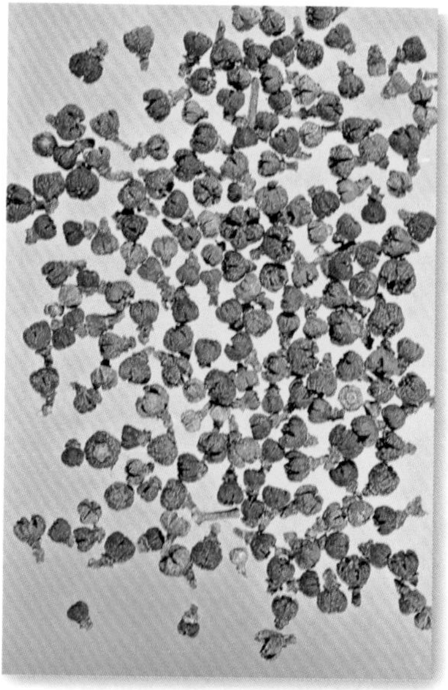

25. 吳茱萸

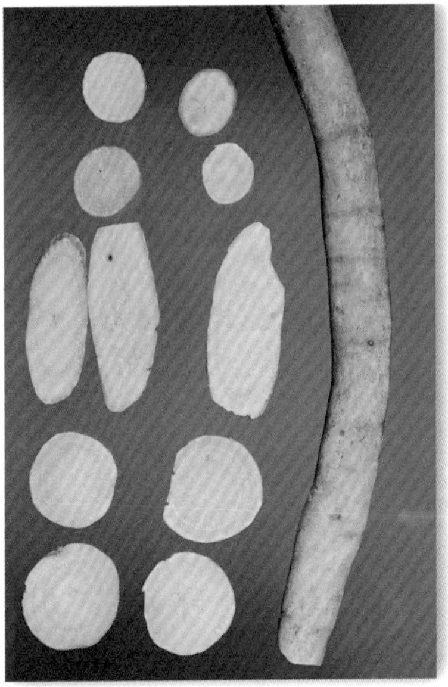

29. 芍藥

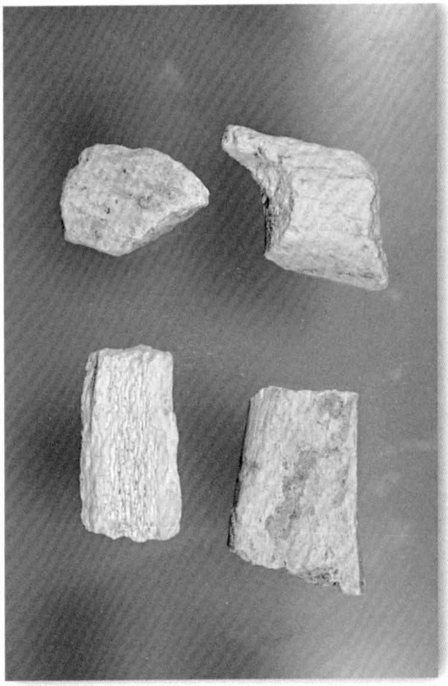

27. 龍骨

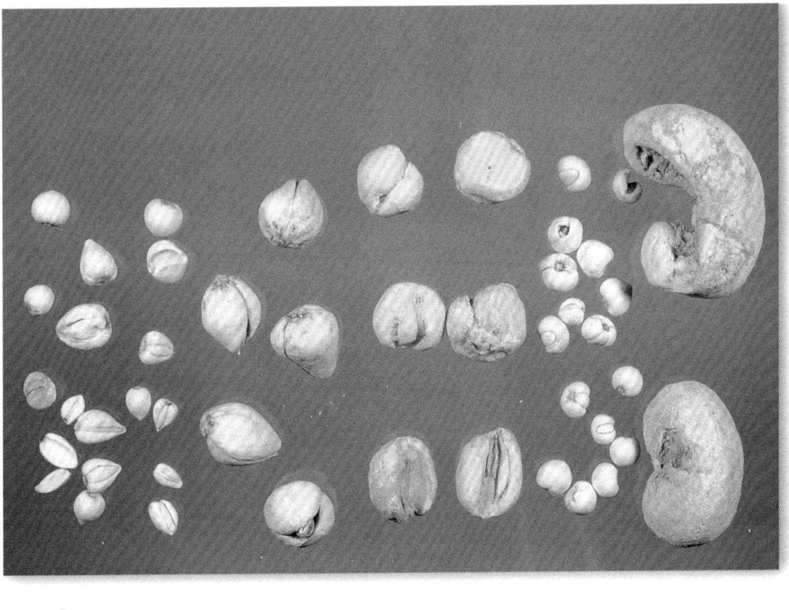

31. 貝母

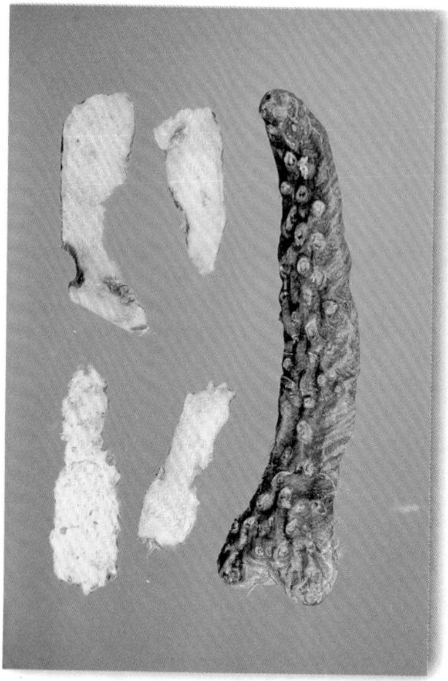

34. 知母

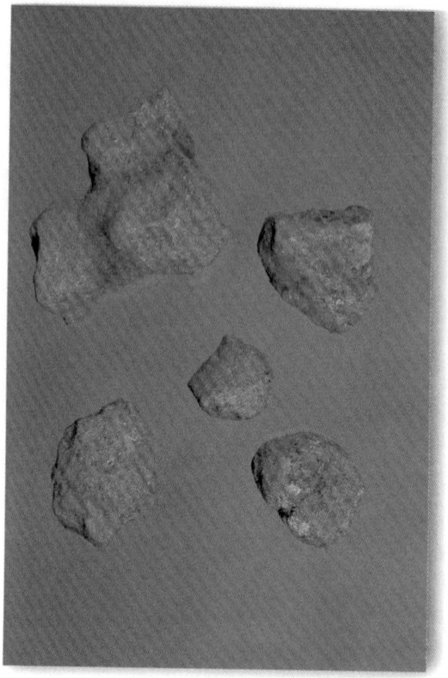

33. 赤石脂

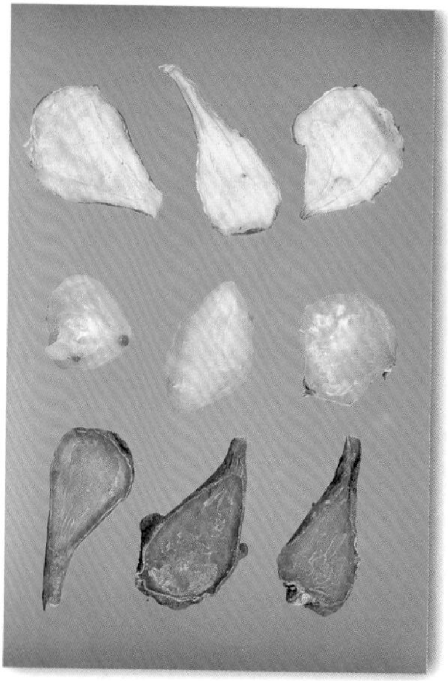

36. 附子：附片（上）、
白附（中）、黑附（下）

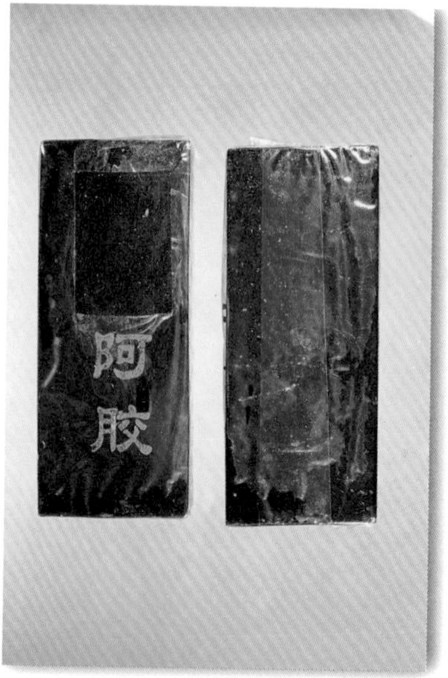

35. 阿膠

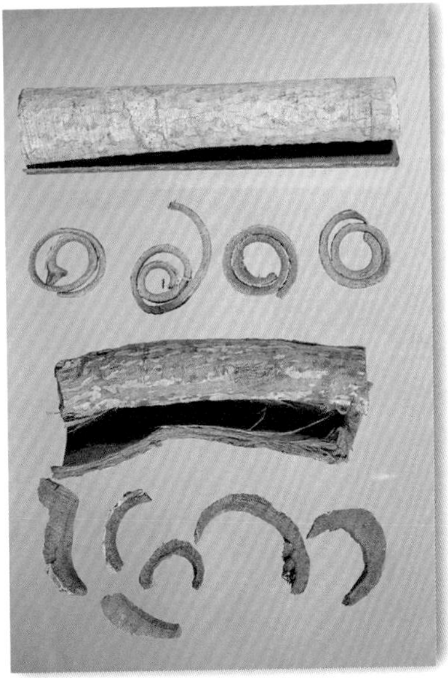

37. 厚朴：莖（上）、根（下）

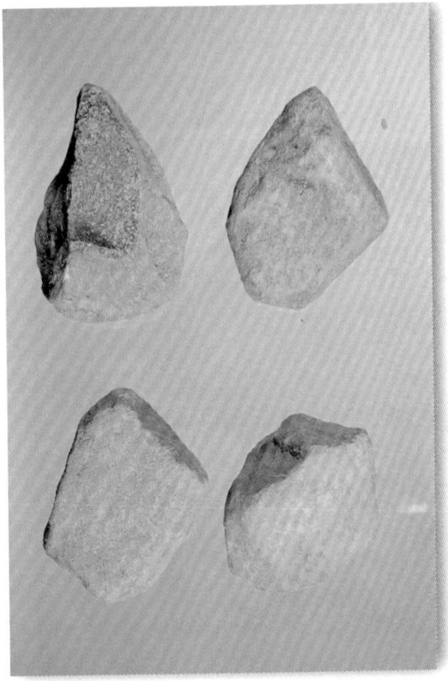

38. 禹餘糧

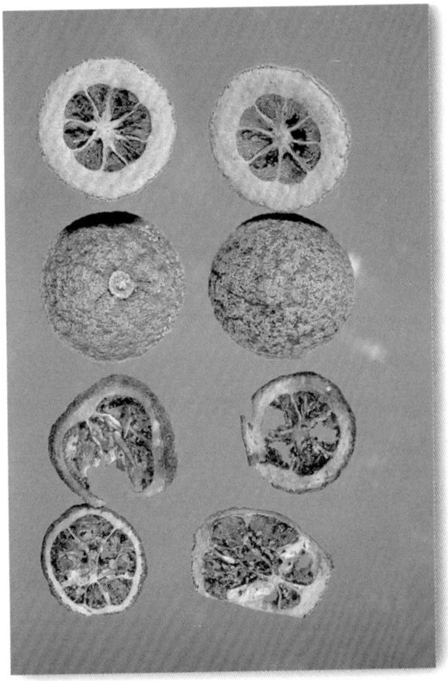

40. 枳實：生（上）、炒（下）

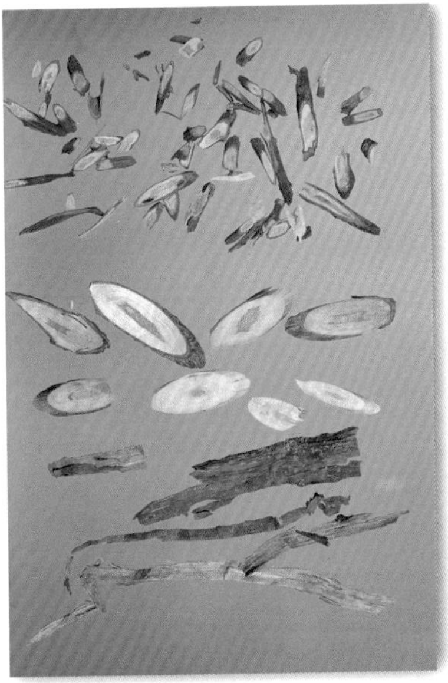

41. 桂：尖（上）、枝（中）、皮（下）

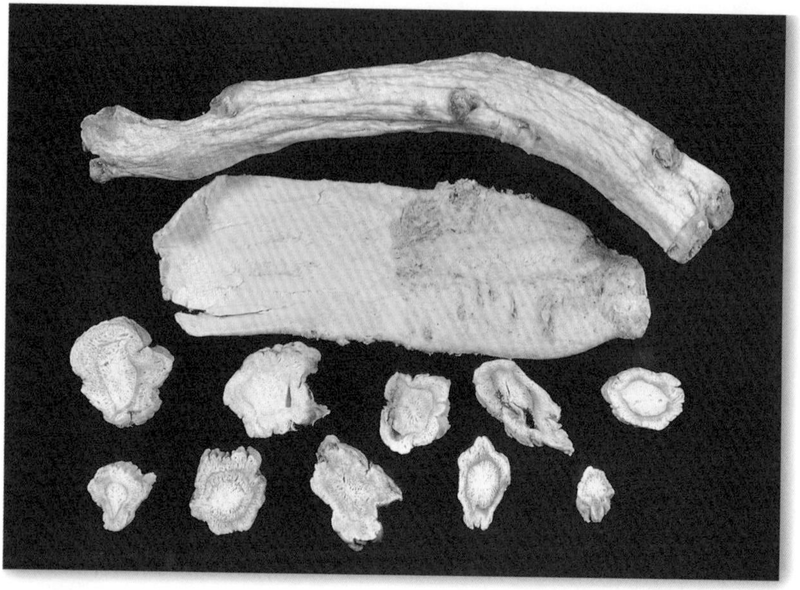

42. 桔梗

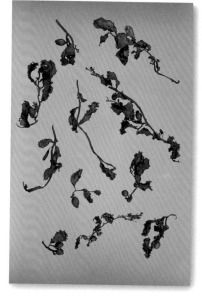

45. 海藻

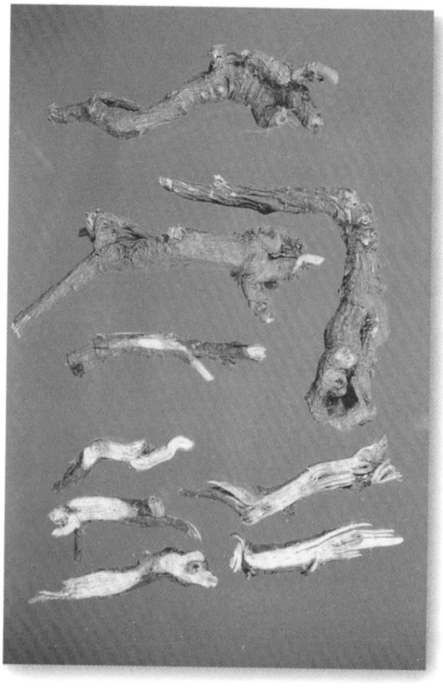

43. 北柴胡

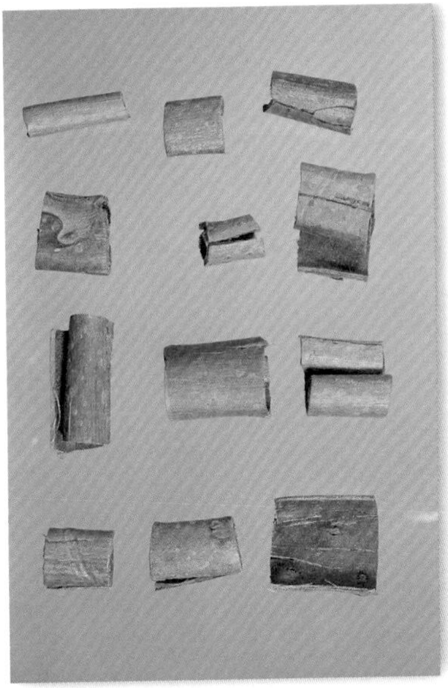

47. 秦皮

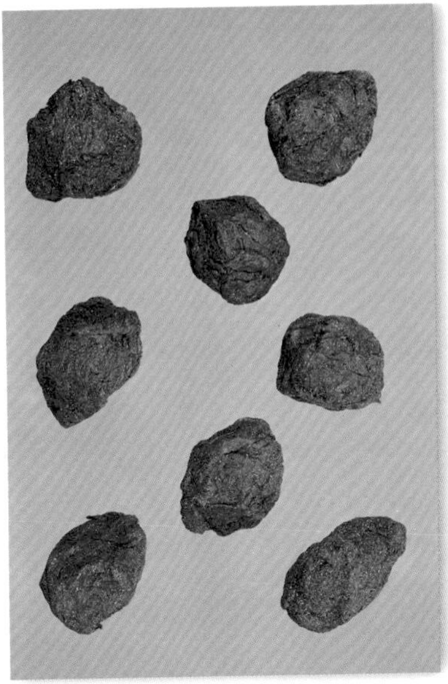

46. 烏梅

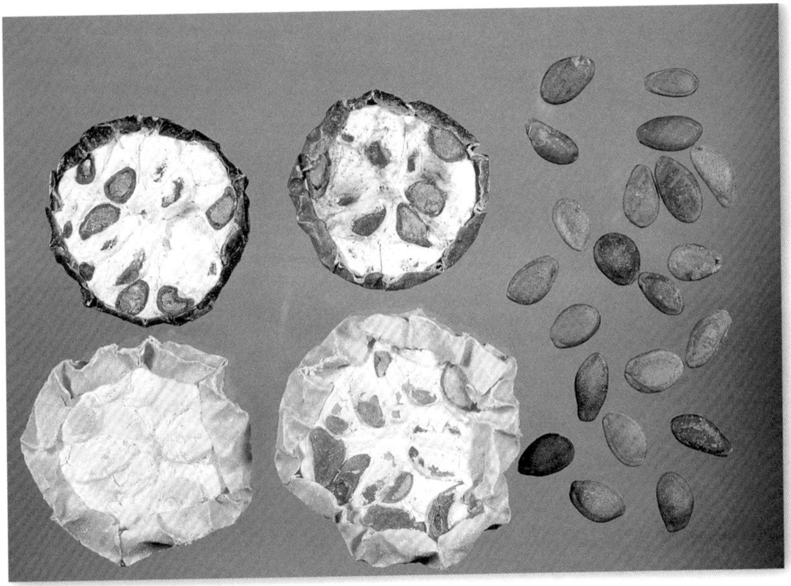

49. 栝蔞實（左二）、栝蔞仁（右）

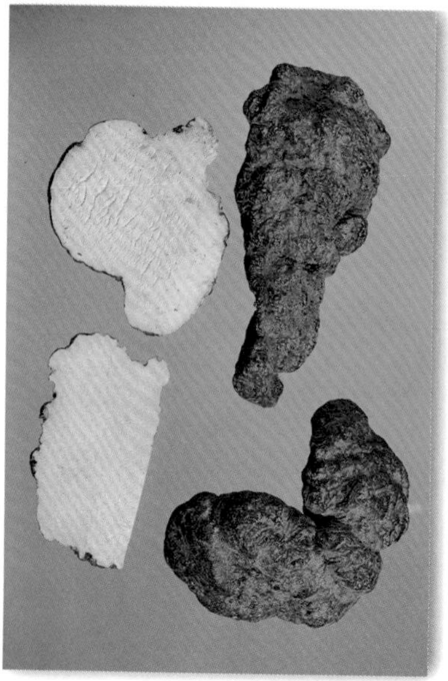

50-2. 豬苓

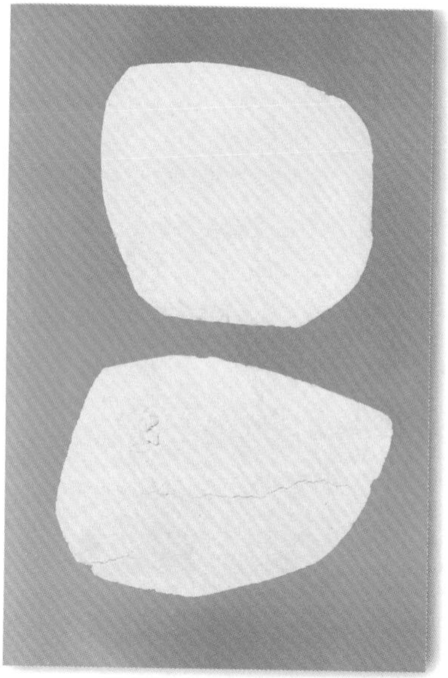

50-1. 茯苓甲（上）、乙（下）

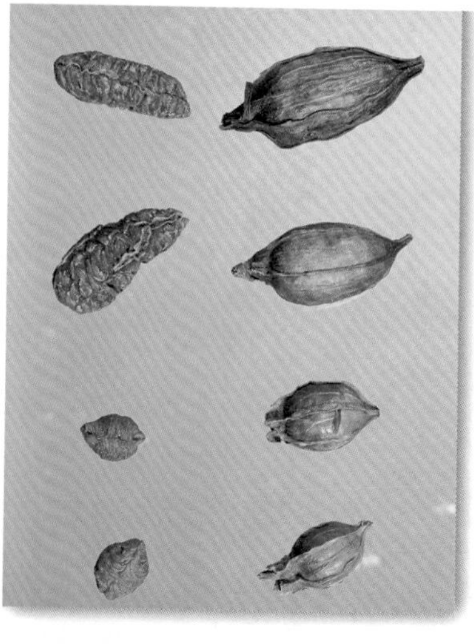

54. 梔子：水（右上一、二），水去殼（左上一、二）；山（右下一、二），山去殼（左下一、二）

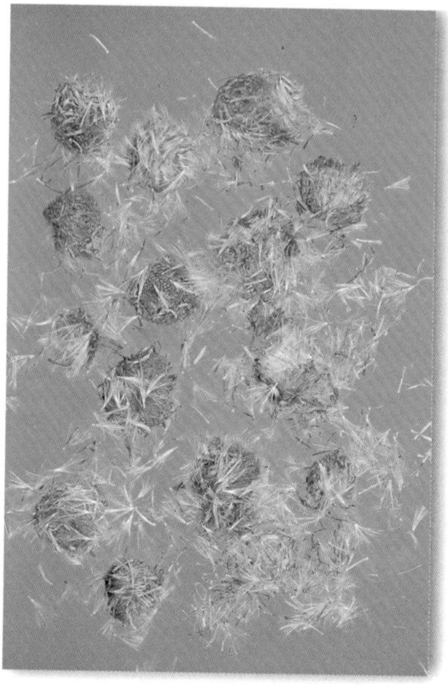

52. 旋覆花

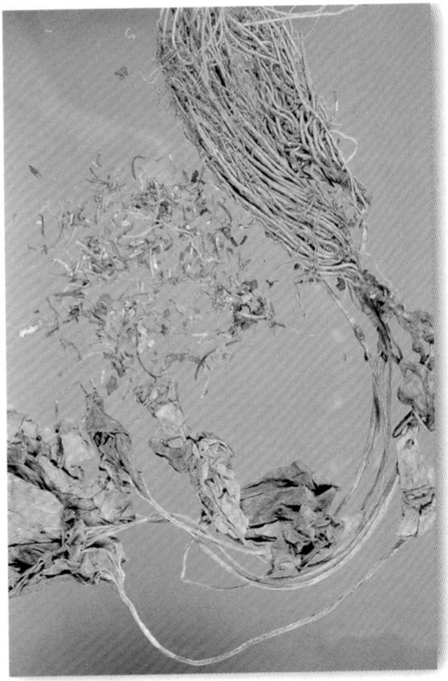

56. 細辛

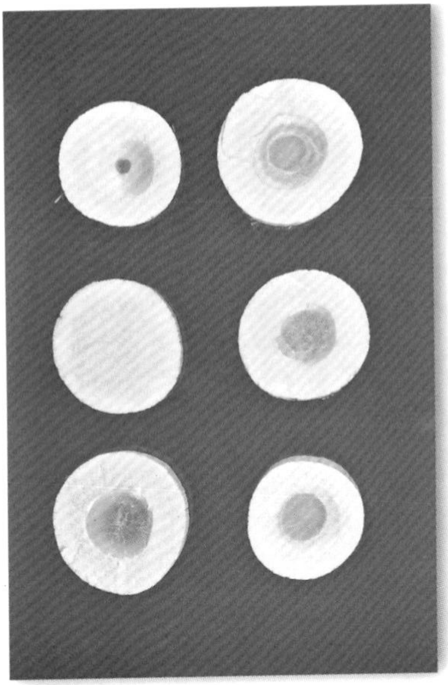

57. 通草

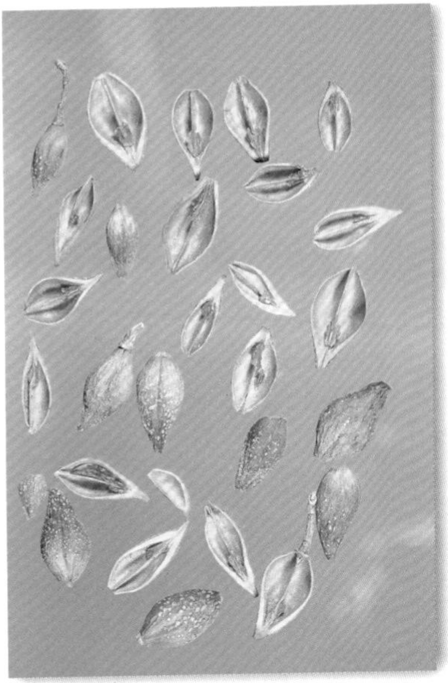

58. 連翹

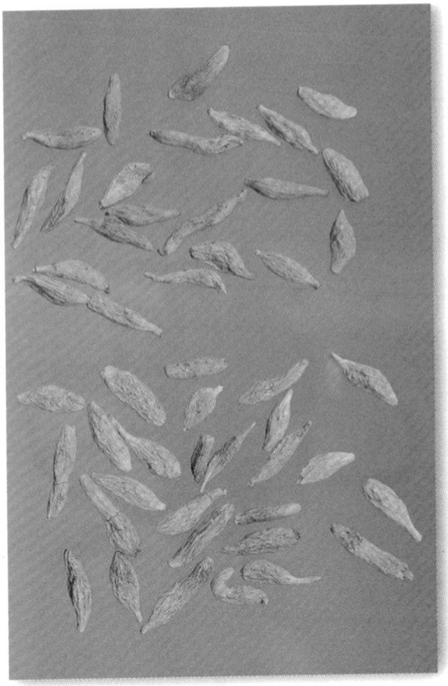

59. 麥（門）冬

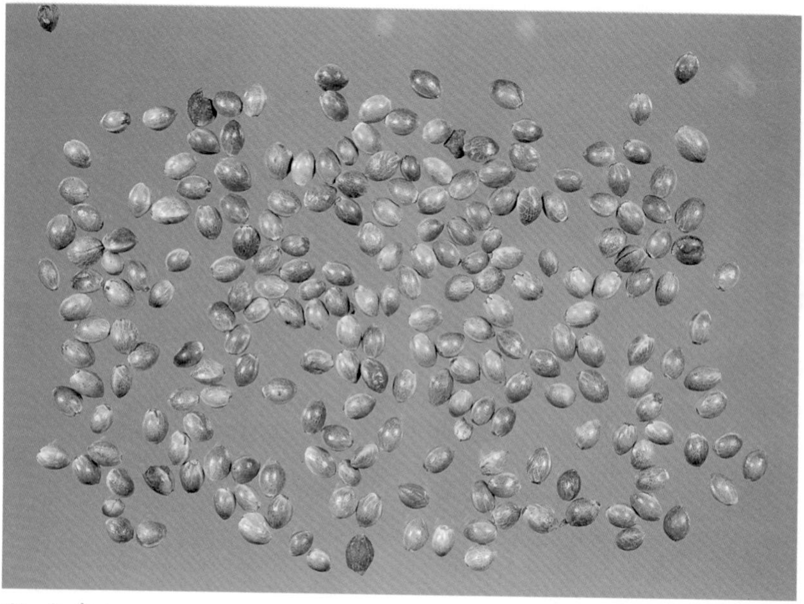

60. 火麻仁

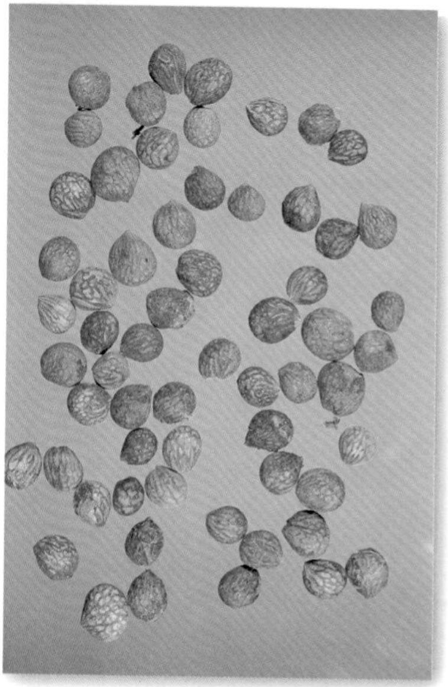

62. 萎蕤仁

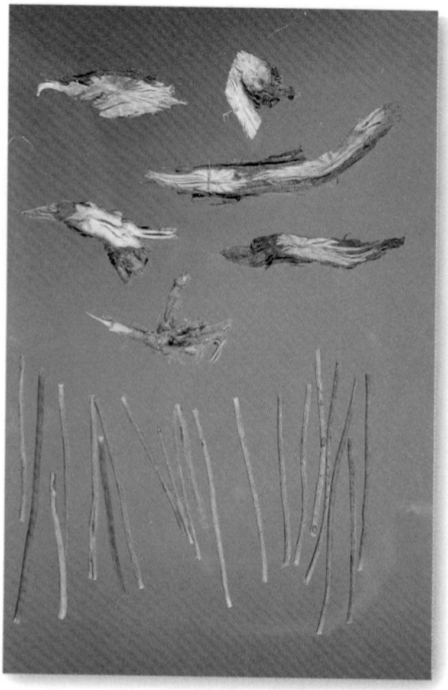

61. 麻黃根（上）、麻黃（下）

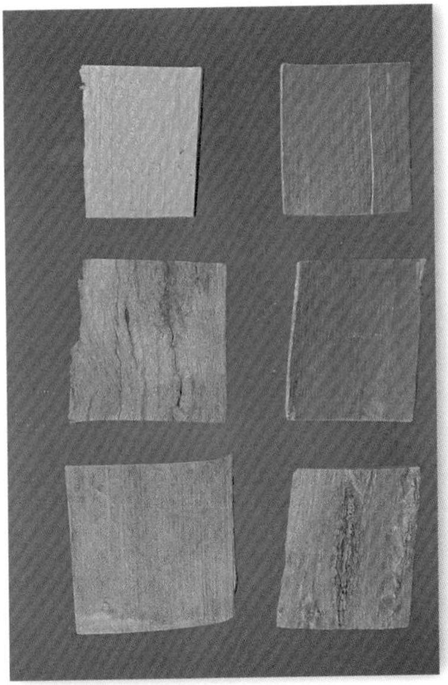

64. 川黃柏

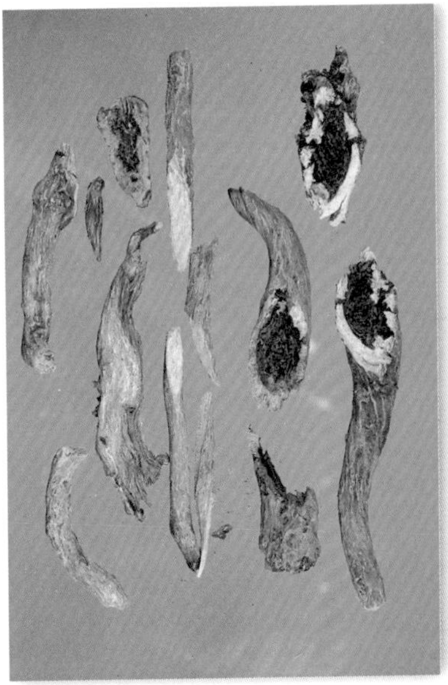

63. 黃芩

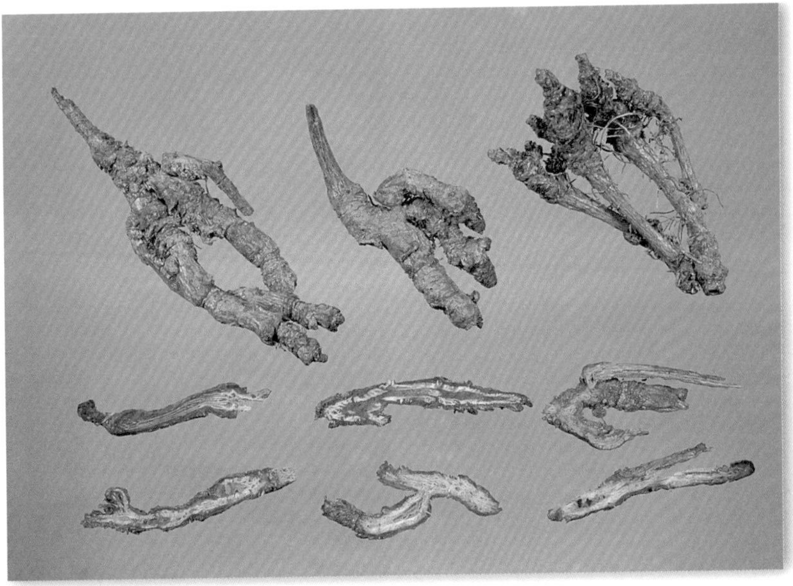

65. 川（味）連

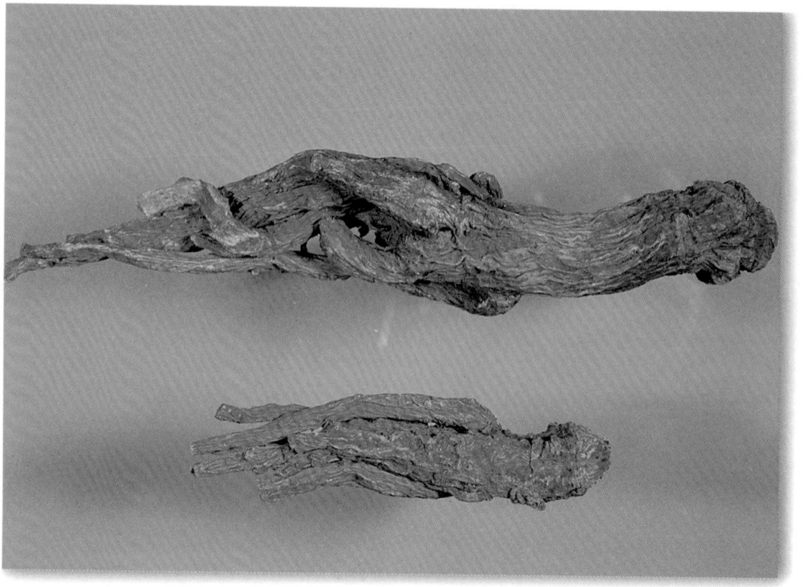

67. 川當歸

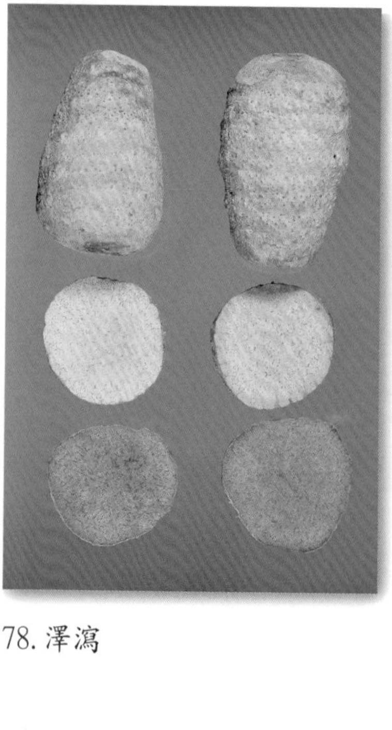

78. 澤瀉

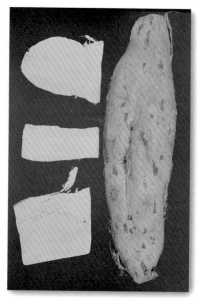

69. 葛根

《傷寒論》基本藥物列名表

二畫

1 人尿　2 人參

三畫

3 土瓜根　4 大戟、甘遂、芫花

5 大棗　6 大黃

四畫

7 五味子　8 升麻　9 天門冬

10 巴豆　11 文蛤　12 水蛭、虻蟲

五畫

13 代赭石　14 半夏　15 瓜蒂

16 甘草　17 生地黃　※甘遂：見 4

18 生薑、乾薑　19 白朮　20 白粉

21 白蜜　22 白頭翁　23 石膏

六畫

24 竹葉

七畫

25 吳茱萸　26 杏仁　27 牡蠣、龍骨

28 芒硝　29 芍藥　30 豆豉、香豆豉

31 貝母　32 赤小豆　33 赤石脂

八畫

34 知母　35 阿膠　36 附子

※芫花：見 4

九畫

37 厚朴　38 禹餘糧　39 苦酒

※虻蟲：見 12　40 枳實　※香豆豉：見 30

十畫

41 桂枝　42 桔梗　43 柴胡
44 桃仁　45 海藻　46 烏梅
47 秦皮　48 茵陳蒿
49 栝蔞根、栝蔞實　50 茯苓、豬苓

十一畫

※乾薑：見18　51 商陸根　52 旋覆花
53 梓白皮　54 梔子　55 清酒
56 細辛　57 通草　58 連軺
59 麥門冬　60 麻仁　61 麻黃

十二畫

62 萎蕤　63 黃芩　64 黃柏
65 黃連

十三畫

66 滑石　67 當歸　68 粳米
69 葛根　70 蜀椒　71 蜀漆
72 鉛丹　73 葶藶子

十五畫

74 膠飴　75 蔥白　※豬苓：見50
76 豬膚　77 豬膽汁

十六畫

78 澤瀉　79 燒褌灰

十七～二十畫

※龍骨：見27　80 薤白
81 雞子白、雞子黃
82 糯米

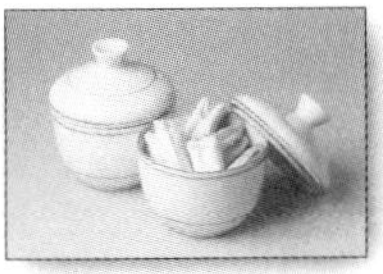

1 人尿

人尿在第77方白通加豬膽汁人尿湯中使用，屬於四逆輩的處方，在第72～83方都屬四逆輩。

白通湯中有附子、乾薑、蔥白，都是陽藥，用陽藥治療虛寒性的下利，原則上是絕對有效的，但是臨床上有些虛寒下利的病人吃了以後卻無效，這並不是辨證錯誤，也不是用錯藥，而是病人寒性的體質拒絕了陽性的藥物，只好找人尿、豬膽汁做嚮導。人尿鹹寒、豬膽汁味苦，都是陰藥，用陰藥當嚮導，如此陰寒的體質不會再拒絕陽藥，虛寒下利、四肢厥冷的症狀就會改善。

在兩千多年前，中國人就會用人尿來治病，仲景先生使用人尿，後代也很多醫家使用，尤其是後代的婦科，產後血暈，古時候交通不發達，可能方圓幾百里之內都沒有醫師，生產後產婦昏倒了，怎麼辦？古代就趕緊灌人尿，或者找一枝鐵棒燒紅了，把尿撒上去，就會冒煙跑出阿摩尼亞的味道，產婦聞到阿摩尼亞的味道就醒過來了。另外有燃燒乾漆的方法，聞到味道就醒來了。

其實也不必局限在產婦血暈，一般人昏倒都可以用這些方法。直到現在，我們還是在用阿摩尼亞。

中藥很多藥材也需要用尿炮製。尤其最近相當流行的尿療法，有些報告也證實有療效，但要叫我自己尿一杯然後喝下去，實在不太能接受，雖然正常的尿是無菌的，我還是沒有辦法接受。

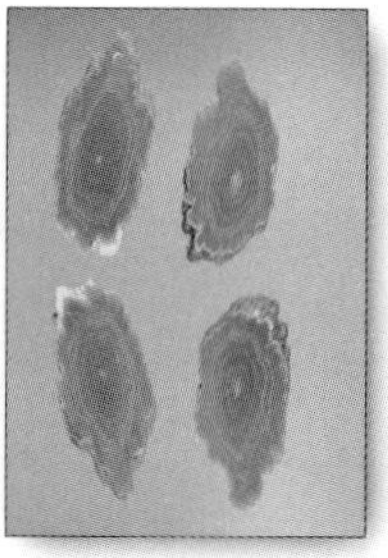

2 人參

人參屬五加科植物，主要成分為人參皂苷，有強心作用。與黨參不同科，黨參是屬桔梗科植物。一般而言，黨參的功能較偏於補脾胃，其中貴州的黨參很甜。沙參、桔梗也是屬桔梗科，桔梗科的植物富含皂素，像桔梗就可以化痰。沙參有養肺陰的作用，對乾咳一症而言，沙參有滋潤的效果。

仲景用人參的頻率不高，《傷寒論》中約只有二十個方，《金匱》中也大概約二十個方中有人參。

我們可以發現，仲景先生不會亂用人參做補藥。仲景先生用人參的時機，是在汗液大量流失或是嚴重腹瀉流失液體時，加人參來益氣生津。例如第33方的白虎加人參湯，就是病患發高燒，體內水份蒸發代謝，所以加入人參生津止渴，用人參來生津益氣。特別是在津液大量流失，影響到心臟功能時，會使用人參來補元氣。

《傷寒論》中用的是五加科的人參。但由於價錢昂貴的關係，後代醫家喜歡用黨參取代人參，其實黨參比較偏於補脾胃，尤其現代的藥廠因為健保的關係喜歡用較便宜的黨參取代。不過科〇藥廠生產的小柴胡湯用的是五加科的粉光參，可以信賴。

在太陽病中的方子出現人參次數極少。在太陽病階段用到人參的方子，桂枝系列有第15方桂枝新加湯，桂枝湯再加芍藥、生薑各一兩，人參三兩。另外第11方桂枝人參湯，桂枝人參湯並不是桂枝湯再加人參，而是人參湯加桂枝。人參湯就是理中湯，我們可以與第93方的理中湯、理中丸做比較，人參、白朮、乾薑、甘草組成是一樣的。理中湯又叫人參湯。所以桂枝人參湯，應該把它列在理中湯、理中丸那裡，因為桂枝人參湯就是理中湯加桂枝，或者稱之為人參湯加桂枝。但是因為桂枝人參湯的症狀是由表症演變成「協熱而利」，腹瀉的症狀，因此用桂枝人參湯的名稱。

在麻黃系列、葛根系列沒有加人參的處方，表示在這兩個階段中，病人仍壯實、抵抗力仍強，就用不到人參了。

另外〈太陽篇〉瀉心湯中的第63、64、65、66、67方等方中都有用到人參。在瀉心湯系列中，只有三個處方不含人參。第63方以後的半夏瀉心湯、生薑瀉心湯、乾薑芩連人參湯、黃連湯、旋覆代赭石湯這些處方中都有人參。因為在瀉心湯系列症狀，大多出現腹瀉下利的症狀，尤其甘草瀉心湯的症狀有「其人下利，日數十行」，一天拉數十次。生薑瀉心湯有「腹中雷鳴下利者」。半夏瀉心湯是「以他藥下之」而產生痞症。旋覆代赭石湯也是經汗、吐、下後產生「心下痞鞕、噫氣不除者」。另外乾薑黃芩黃連人參湯在〈太陰篇〉中也是經過吐下有寒格的現象，這些方子都是在經過或吐、或下後，正氣虛津液虧的狀況下使用人參。

〈陽明篇〉也只有發高燒，身體水份消耗過多時才用人參來生津液。例如第33方白虎加人參湯，就是病人發高燒，體內水份蒸發代謝，所以加入人參來生津止渴。如果發高熱，體內水份蒸散，津液流失，正氣也會耗損，抵抗力減低，包括中暑的時候。此刻的白虎湯系列中就有白虎加人參湯。用白虎湯清熱退燒，一方面加人參生津止渴、益氣強心。所以在白虎湯系列的條文中，都有煩渴的症狀。

竹葉石膏湯則是白虎加人參湯去知母加竹葉、半夏、麥門冬，變成七味藥。竹葉石膏湯的條文是「傷寒解後，虛羸少氣，氣逆欲吐，竹葉石膏湯主之」，意思是病人在外感風寒緩解之後，身體虛弱，一直氣上逆想吐，用竹葉石膏湯主之。所以如果白虎湯不敢用，用竹葉石膏湯會比較安心。

〈陽明篇〉中的承氣系列，就不可能用到人參。因為演變到陽明病時，病邪很強盛，此刻不用人參。

但到少陽病時，經過較長時間，病邪已經衰

弱，人體正氣抵抗力當然也消減下來，此時用小柴胡湯。小柴胡湯中有人參，一則增加抵抗力使病邪不往太陰病發展，再則補充正氣與體力。另外，在柴胡系列中除了大柴胡湯沒人參之外，其餘大多含人參。小柴胡湯、柴胡加芒硝湯、柴胡桂枝湯、柴胡桂枝乾薑湯、柴胡龍牡湯都有人參。另外在柴胡系列的第52、54、57方有用到人參。

到〈三陰篇〉中，理中湯、附子湯、四逆加人參湯這幾個方子中有人參。在四逆湯系列中有四逆加人參湯、茯苓四逆湯、附子湯，以及通脈四逆湯的加減法中「利止脈不出者」加人參。

另外第90方厚朴生薑半夏甘草人參湯（〈太陰篇〉），第92方炙甘草湯（〈太陽篇〉）、理中湯、烏梅丸，以及吳茱萸湯。以上共約二十多個方用到人參。《金匱》大約也二十多個方用到人參。

由以上處方歸納出仲景先生用人參的時機，大都是在大吐、大瀉或大汗之後，消耗體內津液，造成嚴重脫水，用人參來生津液。並不是每一種疾病、每一種虛證、每一個方子都加人參的。

在《傷寒論》中，並不是用人參來「補」。其運用的時機是在腹瀉或嘔吐或大發汗之後，身體內水份流失很嚴重時，才用人參，一方面強心益氣，一方面生津液。雖然我們也可以把生津液當成「補」的一種，不過在《傷寒論》原條文中並沒有提到「補」字。

人參也有強心作用，所以在理中湯、附子湯可以看到人參。在《神農本草經》中，記載最好的人參產在「上黨」這個地方，同時人參

「喜陰背陽」，喜歡生長在陰涼的地方，所以種人參的地方都要搭棚架遮陽光，由此可知生人參是偏涼性的藥物。所以生人參的性味是甘苦微涼。

現在品質比較好的人參，產在大陸長白山一帶。韓國的高麗參品質也不錯，不過價格相當貴，可是大部分不知用何種特別加工炮製過，所以我以前比較多用黨參。最近多用粉光參，就是西洋參、花旗參，像科〇製藥的小柴胡湯就是用粉光參，不是用黨參，所以價位高。

至於市面上賣的高麗參，其實已經過加工炮製，可能加肉桂、附子蒸過，與剛挖起來的生人參不同了。高麗參就變得比較溫補，所以臨床上經常遇到吃了高麗參之後流鼻血，口腔破掉。

如果是一般健脾胃、保養的方子，我會開黨參。但如果是要強心救急的話，我還是會開人參、粉光參。尤其如果生命垂危，我們還會用到較溫補的高麗參，例如：一位住在寧波西街的余小姐，來診時心跳只有三十六跳，冒汗，汗珠如黃豆大，臉色蠟白，我用生脈飲合四逆湯，益氣強心，馬上胸口如石頭壓迫的感覺就舒解了。

其實現在用高麗參的機會反而少，因為現代人營養好，身體沒那麼虛。就算有心臟衰竭，生命垂危的病人，一般也會先跑去醫院急診，吊點滴。所以我們可以視症狀用黨參、西洋參替代。

中國醫藥學院中醫藥推廣中心張永勳主任的博士論文就是在研究人參、西洋參，其中提到人參一年生、二年生、三年生……，其中含的人參皂苷含量不同。一般人參要五、六年生以上人參皂苷的含量才會足夠，而且種過人參的土地要休作個好幾年才可以再種人參。

我根據徐靈胎先生的文章，寫了一篇有關人參的的專文，收錄在《自己開藥方》一書中，有興趣的讀者可以參考。

西洋參又名花旗參、粉光參，和人參一樣同屬五加科，也含有人參皂苷。另外川三七也是五加科的（雲南白藥中的主成分就是川三七），刺五加也是五加科。此外公賣局的「五加皮藥酒」中，五加皮也是五加科；不過五加皮分為北五加與南五加，南五加才是五加科，北五加是蘿藦科。北五加有毒性，不可當藥酒。

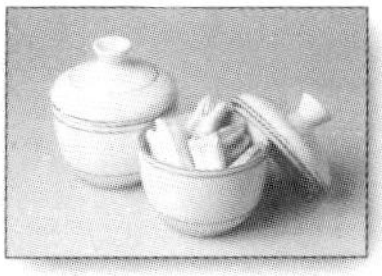

3 土瓜根

土瓜根不做為內服藥。和蜜煎導法、豬膽汁導法一樣，土瓜根導法是通便劑，做為肛門塞劑。

當糞便到達直腸、肛門時，仲景認為不要用大黃、巴豆等瀉下藥損傷腸胃。因此直接用藥物在肛門、直腸刺激，讓肛門收縮、潤滑，大便自然就解出來了。

就像以前在鄉下，小孩子根本沒零食吃，看到野生的芭樂，還沒成熟就採下來吃，結果大便解不出來。老媽媽就倒楣了，要拿筷子、樹枝去挖，挖得小孩肛門血淋淋的。其實只要把肥皂削削，沾點水，塞進肛門就會滑動直腸，大便就解出來了，就和用蜜煎導法、土瓜根導法、豬膽汁導法一樣意思。

由此可看出兩千多年前，仲景先生就開發了肛門塞劑。

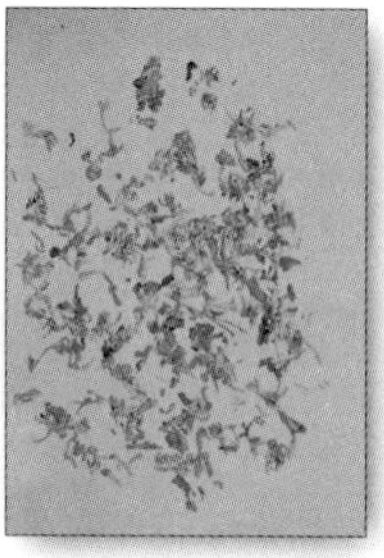

4 大戟、甘遂、芫花

大戟、甘遂、芫花在第46方的十棗湯使用。大戟與甘遂是大戟科，而芫花是瑞香科。

在仲景的治水方中，最強烈的方子就是十棗湯。十棗湯在《傷寒論》中出現一次，另外在《金匱要略》第十三章〈痰飲篇〉中，用十棗湯治療懸飲。在〈痰飲篇〉有懸飲、溢飲、支飲、痰飲，然後再歸納出伏飲、留飲。

其中伏飲病情重，留飲病情輕。《金匱要略・痰飲篇》有提到「夫心下有留飲，其人背寒冷如掌大」，背部的肺俞、風門、膏肓部位會有一塊區域冷冷的，就是「心下有留飲」。

在《傷寒論》中也有兩個地方提到背後會涼颼颼的症狀，但並不是有留飲，一個是白虎加人參湯，一個是附子湯。白虎湯與附子湯的辨證重點在於：白虎湯證會口渴，而附子湯證不會。這是《傷寒論》中的比對條文。

一般痰飲引起背部涼颼颼的病人比較肥胖，這是因為「肥人多痰」。早期我看過一位廣東老鄉，很肥胖的卓太太，超過一百公斤，也是在肺俞、風門、膏肓的部位涼颼颼的，然後就開始打噴嚏，接著就開始流鼻水、鼻塞、頭重重的，然後就發燒了。大家可以實驗把冷氣機對著背上吹，馬上就有這些反應。

人體另一個不能著涼吹風的地方就是肚臍，肚臍一吹風馬上就肚子痛或感冒，很多小朋友晚上睡覺一翻身肚臍就露出來，隔天馬上發生病症。

懸飲偏向肝方面的問題，支飲偏向肺方面的問題，溢飲就偏向有水腫的問題，會滲透到皮下。而痰飲就是在秋、冬季節容易發生氣喘發作。

十棗湯有大戟、甘遂、芫花，三種藥的毒性很強，所以除非萬不得已的狀況，否則很少使用。因此，在濃縮科學中藥裡沒有生產這個處方，只有生藥廠生產這個處方。

我個人臨床的經驗，用十棗湯來治療肝硬化腹水，效果似乎不是很好。但是也有同道告訴我，用十棗湯效果很好，腹水馬上消失。不過我用過十幾個病例，好像都沒有效果。所以近年來我不再使用十棗湯了。

最近治療肝臟病變我都改用逍遙劑、搭配活

血化瘀和軟堅散結藥。最近在長庚有兩個肝腫病例，其中一位江女士，三顆肝腫瘤已經消了兩顆剩一顆。另一位女士也是三顆腫瘤消失了兩顆，剩下一顆也很模糊，幾乎照不出來了。我已經把病歷號碼抄下來，希望能夠把整個療程列印出來。

所以能夠避免用藥性峻烈、有毒的藥材就儘量避免。

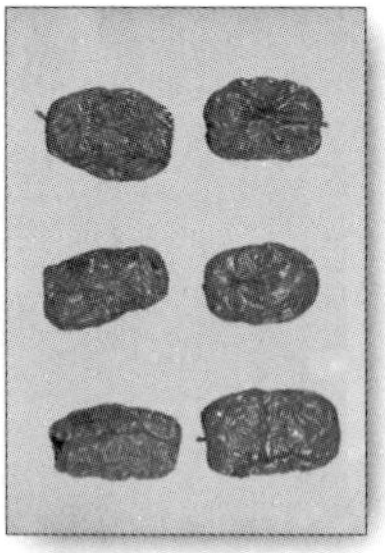

5 大棗

大棗為鼠李科植物的果實，可以當成乾果食品吃。大棗富含營養素，仲景先生在組成方劑時，為了避免傷害腸胃功能，常常加入大棗。

像前面介紹的桂枝湯，作用在腸胃系統的感冒，所以加入大棗。而麻黃湯是作用在呼吸系統，所以沒有大棗。又如小柴胡湯，病邪已由太陽傳陽明，再傳少陽，人體的正氣必然會衰減，所以小柴胡湯也有大棗。在桂枝湯用到大棗，小柴胡湯中也用大棗，所以大棗在增加體力、補充正氣時常常用到。

另外，在一些藥性強烈的方子中也會用到大棗，例如第42方的十棗湯中，大戟、甘遂、芫花都是有毒性的強烈利水藥，為了緩和毒性，仲景先生選用大棗，因為甘草與大戟、甘遂、芫花是「相反」的藥物，所以不能用甘草緩和，此時仲景先生就用大棗緩和大戟、甘遂、芫花的毒性。而且改用大棗，一方面緩和毒性，避免傷腸胃，一方面也提供了營養素，增強病人的正氣。

此外，在《金匱要略》中有葶藶大棗瀉肺湯，葶藶子也是一味藥性較強烈的藥物，葶藶子是十字花科植物，藥性也較強烈，可以瀉肺水。仲景先生怕葶藶子瀉肺水過於峻烈，因此加入大棗緩和。另外，在《金匱》第七章中有「皂莢圓」，用來治咳嗽有痰，不能平躺，只能坐著睡覺，方中的皂角是豆科植物，富含皂素，像肥皂一樣，可以化痰，不過皂角藥性也強烈。此方不是直接用大棗，而是把大棗做成棗膏。所以仲景先生也用棗膏來緩和藥性，用棗膏和服，保護腸胃。

由此可知，仲景用藥相當細心，把病治好是醫師天經地義的天職，一方面又要考慮如何緩和強烈的藥物，來保護人體。不像現代醫學，動不動就手術切除，要不然就化療、放療，身體正常的組織也一樣破壞。仲景先生用藥就算不能把病治好，至少不會造成第二種疾病。仲景先生時時刻刻都在「保護胃氣」，所謂「人無胃氣不生」，如果使用峻劑傷了胃氣，食慾不振，吃不下東西，當然正氣就不足了，沒有力量來對抗病邪病毒。

大棗很甜，暗紅色的。不過我們到苗栗公館

去採的大棗不是很甜。早在五十年前，士林的園藝試驗所就有栽種，但結果實的成績不好。倒是近幾年只有在苗栗公館種出較好的生長成績。

如果大棗很紅，很肥，很亮，大概都有人為加工泡水過。因此選購大棗時，選皺皺乾乾的比較妥當，才是本來的樣子。很多藥商會把大棗泡水來增加重量。

同時，大棗一次不要吃太多。第一，吃太多會損壞牙齒。民間有人說每天吃三枚大棗就可百病不生。但吃大棗、紅棗要恰到好處，不可超量，超量的話，牙齒會先受影響，易蛀牙。第二，腸胃會脹滿感。像桂枝湯與小柴胡中有大棗，就用生薑調和，比較不會脹滿感。藥物學中提及的「甘能令人滿」，甜的食品在腸胃中易發酵，引起腹脹氣，因此不可超量。

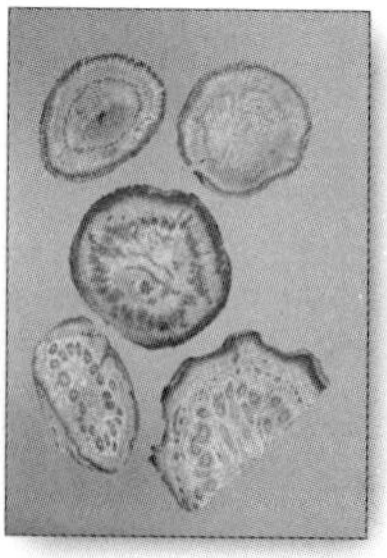

6 大黃

大黃為蓼科植物。大苦大寒，最常作用在腸胃系統。

在承氣湯系列中都有使用大黃，所以我把有大黃的方子都歸在承氣系列中，由第35方到第39方為主，都有大黃。第40方大陷胸湯也有大黃，第41方小陷胸湯雖然沒有大黃，不過因為大陷胸湯的關係一起編排在此。而第42方十棗湯雖然沒有大黃，但十棗湯是很強的攻下劑，因此編排於此處。因為十棗湯中大戟、芫花、甘遂都是強烈的峻下劑、強烈的利水劑。大戟與甘遂同屬大戟科，與巴豆同科。巴豆會讓人大瀉，並且使腸黏膜組織潰爛，因為有腐蝕作用。所以十棗湯除了有利水作用也有強烈的瀉下作用，前後陰一起峻下。因此我把十棗湯編排在此。

另外第95方的痲仁丸、第99方抵當丸、第100方的大陷胸丸，因為是丸劑所以編在後面。

大黃製劑一方面可清除腸胃中積蓄的糞便，因此在傷寒熱性病的演變中，如果有便祕、燥屎的臟腑病時，可以使用。

另一方面，如果有瘀血的現象，可以使用承氣湯變化出來的桃核承氣湯，或是抵當湯，能夠清除臟腑中的瘀血，甚至包括大腦中的瘀血。所以桃核承氣湯與抵當湯可以用在血栓塞型的腦中風，或者是因為車禍外傷腦部有瘀血、血塊的病人身上，能夠清除瘀血。

第95方痲子仁丸是小承氣湯變化出來的。第99方抵當丸是抵當湯變化出來的，抵當丸與抵當湯組成一樣，只是劑量不同。而第100方大陷胸丸，是大陷胸湯再加葶藶子、杏仁、蜂蜜。

大黃除了有腹瀉作用外，大黃少量使用可以健脾胃。同時大黃也是消炎藥，有止痛、化瘀的作用，像抵當湯、桃核承氣湯就有大黃。

南昌街有一位陳○○老中醫，活到九十多歲才往生，他治任何疾病都用大黃，連心臟病都用大黃。但是他用的大黃一律自己選材，自己炮製，把大黃蒸過，所以他炮製的大黃有大黃的藥效，但強烈腹瀉的作用減緩很多。

現代藥學發現大黃中有大黃蒽醌衍生物，可作用在神經系統，尤其酒製後會上行到腦部。大黃通常用酒製，不經酒製的話會引起劇烈的肚子絞痛，然後腹瀉。

大黃屬蓼科植物，在承氣湯系列中有大黃，茵陳蒿湯中也有大黃。

大黃與何首烏是同科的植物，所以看到醫生開何首烏，不要認為是補藥就很高興，何首烏吃多了一樣會腹瀉。有時候對一般民眾的認知感到相當無奈。如果醫師開出何首烏，大家都眉開眼笑，認為何首烏是補藥；但是開大黃病患就愁眉苦臉。其實何首烏與大黃同樣是蓼科植物。

臨床上對於便祕的病人，我不會馬上就開大黃，我會先用行氣推動的藥，例如木香、大腹皮、烏藥，或是合用增液湯。其實大黃如果久用，大劑量用，最後反而會造成便祕。因為越刺激越興奮久了，到最後反而變成抑制。所以西藥很多抗憂鬱、抗焦慮的、神經抑制劑，越抑制反而變得越憂鬱。我們中醫是用疏導、安撫的方法。

就像失眠，西藥安眠藥越吃越睡不好，越吃越大量。我們只要用甘麥大棗湯加鉤藤鉤，效果就很好。尤其小朋友晚上愛哭鬧不睡覺，用甘麥大棗湯加鉤藤鉤塗一點在牙齦上，讓他自己吸，甜甜的很好吃，馬上就會睡著了。沒有任何副作用。

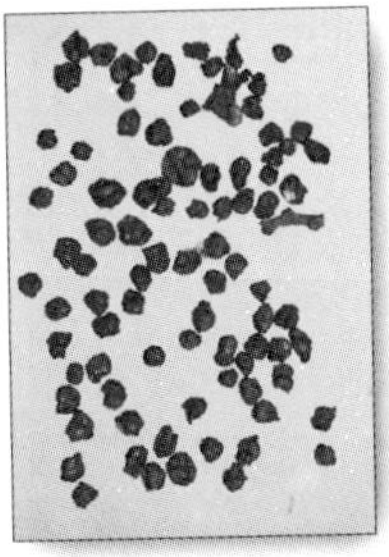

7 五味子

五味子屬木蘭科植物。五味子在第20方小青龍湯中使用。小青龍湯可以算是麻桂合方變化出來的。在〈太陽下篇〉第113、114條條文出現，條文中提到「心下有水氣」，「心下」指的是胃，胃有水氣，所以小青龍湯中有乾薑、甘草，就有理中湯的二分之一，可以溫中健脾，有細辛的溫散，半夏的燥溼，麻桂的發表，再加芍藥五味子。

小青龍湯有八味藥，其中乾薑很辣，細辛很麻，照道理小青龍湯的口感會很辣很麻，但是真正吃小青龍湯只是酸的味道，根本吃不出麻辣味，因為被五味子的酸味蓋掉了。就像生脈飲：人參、麥門冬、五味子，如果要泡茶喝，五味子放三到五粒就可以，放到一錢或十幾粒的話，生脈飲就變得很難吃、很酸，連牙齒都很酸。

五味子是一味收斂劑。小青龍湯中的乾薑、甘草溫中健脾化飲，可說是阻斷水氣的來源。而五味子作用在咽喉氣管有收斂鎮靜的作用，可以斂咳。所以一方面阻斷來路，一方面穩定去路，就不會咳喘了。

「心下有水氣」，可以看出小青龍湯證主要為寒飲證，可視其症狀加厚朴、杏仁、前胡、款冬花等藥來治療喘症。咳嗽也可以用小青龍湯治療。

甚至現在很多鼻病，只要有鼻流清涕、稀稀

白白泡沫狀的症狀，就可以用小青龍湯。但如果鼻涕與痰是黃黃濃濃稠稠的，用小青龍湯就是火上加油了。

因此過敏性鼻炎、咳嗽、氣喘，都可以使用小青龍湯。甚至於水腫，在《金匱要略》第十五章〈水氣病篇〉提到「諸有水者，……腰以上腫，當發汗乃癒」，第十三章〈痰飲、咳嗽篇〉提到「病溢飲者，當發其汗，大青龍湯主之，小青龍湯亦主之」，可以看出小青龍湯的適用範圍相當廣泛。

五味子在後代處方中，如生脈飲：人參、麥門冬、五味子三味藥有強心作用。五味子有收斂作用，所以小便頻數、量多，可用五味子。

另外有報告指出，五味子可以治療肝病。

8 升麻

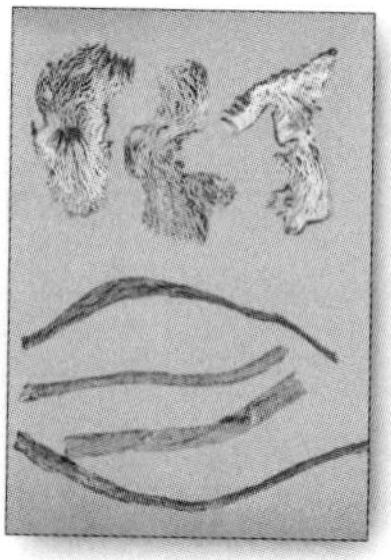

升麻屬毛茛科植物。有升提作用，在臨床上效果相當的神奇，像胃下垂、子宮脫垂、脫肛的病人，我們用升麻、柴胡、黃耆等升提藥，會改善下垂的現象。

有一位婦幼醫院蘇○○小姐，懷孕期間胎兒壓迫肌瘤就會疼痛，甚至胎兒壓迫影響排便不暢，一用力大便就脫肛。我告訴她買黃耆，每次隨便抓一把泡水，喝下後胎兒就會升提，脫肛也會改善。

胃下垂，單用一味黃耆也會有效。在補中益

氣湯中，就有黃耆、升麻、柴胡這三味藥。

在《傷寒論》中，只有第113方麻黃升麻湯用到。

另外升麻有解毒作用，麻黃升麻湯就是用升麻解毒的作用。在《傷寒論・壞病篇》的麻黃升麻湯條文中敘述：「咽喉不利，唾膿血，泄利不止。」這表示在上面咽喉發炎吐膿血有熱象，但在下面是泄利不止為下寒證。這就是「上熱下寒證」：以肚臍為界，上面是熱證，下面是寒證，上下截然不同的症狀產生。「上熱症」出現了喉嚨痛，上呼吸道發炎疼痛，甚至會吐血、吐膿血。而「下寒症」出現了下利、腹瀉的寒症，大便不成形。在臨床上常見到咽喉痛又腹瀉的病人，吃了清熱藥，結果腹瀉更厲害；吃理中湯治腹瀉，結果喉嚨更痛。所以在麻黃升麻湯中有一組藥針對上熱症，一組藥針對下寒症。

黃連湯	黃連	桂枝	半夏	人參	甘草	乾薑	大棗
半夏瀉心湯	黃連	黃芩	半夏	人參	甘草	乾薑	大棗
小柴胡湯	柴胡	黃芩	半夏	人參	甘草	生薑	大棗

在傷寒方中有兩個方是治療「上熱下寒」症狀的，另一個處方是第66方的黃連湯。一般會把黃連湯歸納在瀉心湯系列中，因為黃連湯與半夏瀉心湯、小柴胡湯的藥物組成很相似。可以把黃連湯與半夏瀉心湯對照比較，把黃連湯的桂枝換成黃芩，就幾乎是半夏瀉心湯了。

黃連湯的症狀出現了「胸中有熱，腹中痛」，「胸中」屬上焦，「腹中」屬下焦，這就是「上熱下寒」症。

此外，在臨床上我也看過兩三例「上寒下熱證」，上面風一吹就惡寒發冷，脖子部位特別的怕冷，一吹到冷風咽喉就不舒服，頭痛痰多，始終在脖子圍上圍巾。但是冬天睡覺時腳不能蓋被子，要露在外面，如果腳蓋上被子就睡不著覺。這種人就是「上寒下熱症」。

有一年我到逢甲大學門口的新學友書局義診時，一位病人就是上寒下熱症。脖子一吹冷風就不舒服，晚上睡覺腳一定要伸出被子。另外有一位○○陶瓷公司的連小姐，咽喉很容易發炎，我們用黃芩等涼性藥，喉嚨會好但是就會拉肚子，拉肚子用平胃散治療，平胃散有厚朴蒼朮溫藥，一用喉嚨又痛起來，這是上熱下寒症。

還有病人是左、右側不同的。左側出汗，右側不出汗，左、右兩側溫度感覺不同。一般中醫是以「左血右氣」區別。這種病人通常動過開刀手術，經絡系統被破壞了。最近年輕人流行鑽耳洞，穿舌環、鼻環的，很容易破壞經絡系統，也會干擾經絡系統，生病時扎針可能就沒療效。

麻黃升麻湯一共十四味藥，後代很多醫家認為這個方子不是仲景的。清代醫家柯琴在其著作《傷寒來蘇集‧附翼》的最後一個方，就是麻黃升麻湯。柯琴認為這個方子太龐雜，不是仲景方，首先麻黃、甘草、石膏就有麻杏甘石湯的架構，又有知母、石膏、甘草是白虎湯的架構，又有乾薑、甘草是理中湯四逆湯的架構，又有黃連、黃芩是瀉心湯的架構，又有桂枝、芍藥、甘草是桂枝湯的架構，相當的龐雜。不過也有些醫家認為麻黃升麻湯是仲景方沒錯。

柯琴先生的《傷寒來蘇集》是一本境界很高

的書，「蘇」就是「疏」的意思，全書分為三個段落，第一段〈來蘇集〉是解釋原條文；第二段〈論翼〉是柯琴先生的學術思想精髓，其中的製方大法相當精彩；第三段〈附翼〉談方劑湯證。很精彩的一本書，大陸列為博士班必修書目，台灣好像很少人在念，也只有我在講《傷寒來蘇集》。

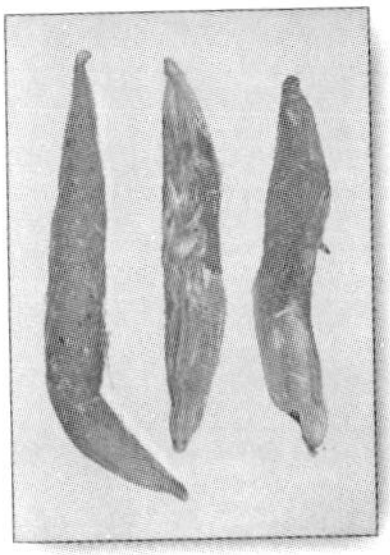

9 天門冬

天門冬是百合科植物。在第113方麻黃升麻湯中使用。

天門冬、麥門冬都含有豐富配糖體澱粉、蔗糖等，故為強壯藥物，具有解熱、止咳、利尿功效。天門冬、地黃、人參就組合成三才湯、天地人三才湯。如果再加入黃柏、砂仁、甘草，就變成三才封髓丹，對男性性功能障礙可以有不錯的效果。

天門冬比較滋膩。在天王補心丹中也用到天門冬、麥門冬，用了二冬、二地、三參。但是天王補心丹有人吃了會覺得不舒服，因為二冬二地會滋膩，就像吃肥肉一般。如果腸胃消化機能比較差、蠕動比較遲緩的人，二冬的用量較大時，有脹悶的感覺，所以需要搭配一些行氣藥去除它的黏膩。

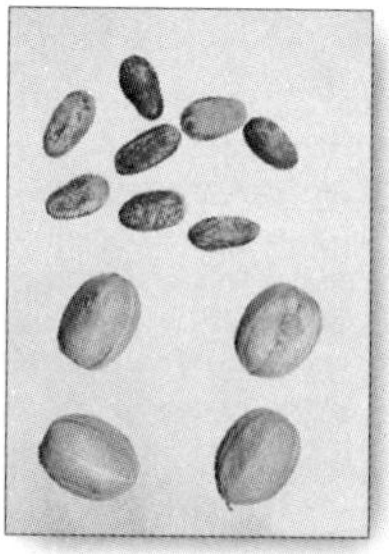

10 巴豆

巴豆屬大戟科植物，與大戟、甘遂同科。巴豆是強烈的瀉下藥，與大黃相比較，一陽一陰，一熱一寒。巴豆是大熱，大黃是大苦大寒。因此中了巴豆毒時，可以找大黃、黃連，或是綠豆湯、冰水來緩和。

仲景先生在三物白散的服用法中特別叮嚀，如果服了三物白散後還不瀉下，就喝熱稀飯一杯；如果拉肚子拉不停，就喝冷稀飯一杯。所以稀飯的服法也是很講究的，服桂枝湯後，要喝熱稀飯幫助發汗，又能夠保護腸胃。三物白散加熱稀飯就會瀉不停，而三物白散加冷稀飯就比較不會瀉。

三物白散有瀉下效果，因此我把它歸納在承氣湯系統中，在第45方。巴豆是毒性很強的藥，服一公克的巴豆後，大約三十分鐘就會心臟痲痹死亡。用〇・五公克，可能兩小時之內會大瀉。

蓖麻也是大戟科的，所以喝蓖麻油也會大瀉。另外前些年吃減肥菜死掉好幾個人，學名就是守宮木，也是大戟科。原本在東南亞是把守宮木炒一炒之後生物鹼與毒性就破壞了，偶爾吃一盤。我們台灣卻直接用生的守宮木打成汁，每天喝三次，一次兩千c.c.，一天六千c.c.，累積太多生物鹼就心臟痲痹死亡，沒有死亡的就昏迷。我看過幾例，豐原一例，鳳山二例，在社會大學也看過一例，吃守宮木之後變成間質性肺炎，隨身攜帶氧氣筒。所以藥可以治大病，吃錯藥也會後患無窮。

巴豆對人是劇毒，人吃了會拉肚子，口腔與腸子黏膜會潰爛。用一公克巴豆，可能使人心臟痲痹死亡，〇・五公克可能就腹絞痛大瀉。但是拿去餵老鼠會越餵越胖，因此以前民間都把巴豆叫做「肥鼠豆」。所以人是人，動物是動物，不要以為拿小動物作的實驗就一定合乎人體。老祖宗在兩千多年前就以人體為對象，觀察、累積經驗。不是用小白鼠做實驗。

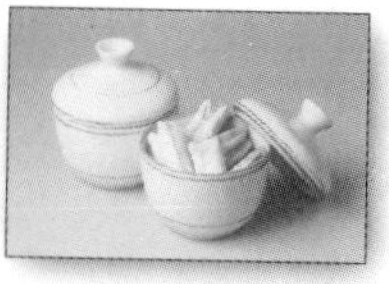

11 文蛤

文蛤是海裡的花蛤。海裡的植物、礦物、動物介殼類都有解熱作用，第102方就是文蛤散。在《傷寒論》中，文蛤散只有一味文蛤，但在《金匱要略》中文蛤散是小青龍湯的變方。

文蛤散出現在〈太陽上篇〉的最後一條條文中，用文蛤散來解熱。所有海底的動物、植物、礦物性味都是鹹寒的，寒性的藥物可以解熱。

另外吳謙先生認為文蛤是五倍子，但是也有人認為文蛤散應該是《金匱要略》中文蛤湯才對。《金匱要略》的文蛤湯比較像大青龍湯。大家可以翻《金匱要略》比較一下。

因為研粉，內含豐富磷鈣成分，對熱性病所引發的電解質不平衡深具療效。由於熱性病會導致水份大量流失以致出現嚴重口渴，文蛤對這方面的療效也不錯。現代人談腫瘤而色變，凡是鹹味的藥物皆有化痰軟堅的功效，可使腫瘤消彌於無形。

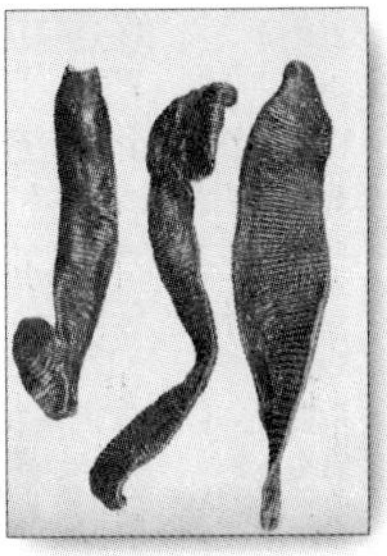

12 水蛭 虻蟲

水蛭與虻蟲是動物類藥物。水蛭生長在水中，會吸血；虻蟲生陸地，在牛背吸牛血的就是虻蟲。水蛭、虻蟲都是活血化瘀藥。在動物藥中味道最難聞的就是水蛭，味道很像屍體。

水蛭是一味很好的溶血劑。所以身體上各個部位有瘀血，有阻塞，就可以透過活血化瘀的作用溶解阻塞。尤其水蛭中的水蛭素可以把血管、腦血管中的栓塞阻塞瘀血化掉，可以治療栓塞型的腦中風。這在兩千多年前老祖宗就發現了。直到今天英國醫學界才在如火如荼地研究水蛭素。在報導中，英國人還認為這是他們一百年前古老的傳統醫學。其實早在兩千多年前的《傷寒論》中抵當湯就用了水蛭。於是我寫了一篇文章討論抵當湯中水蛭、虻蟲活血化瘀的作用。

不過抵當湯非常難吃，尤其煎藥非常難吃。好像死屍的味道一樣。

第39方是抵當湯、第99方是抵當丸。抵當湯我把它歸納在承氣系列中。湯與丸組成相同，但劑量不同，劑型不同。不過抵當丸服用時還是要還原成湯，要先溶解在開水中，連滓一起喝下，藥性也是強烈的。

虻蟲生長在牛背上，在牧場、鄉下養的牛身上都有蟲，像大蒼蠅一樣，那就是虻蟲，叫做「牛虻」。牛皮那樣厚，虻蟲都有辦法吸出牛血，可推知血管栓塞、阻塞、沉澱物，牠都有辦法溶解。

水蛭是低等的生物，可以行無性繁殖，生命力很強，把牠剁成好幾塊還是活起來。水蛭是很強的活血化瘀藥。英國威爾遜博士，在英國找到三百多位志願軍，做用水蛭素溶解血栓的實驗，對腦血管病變確具療效。

最近〇〇醫藥學院發表了一例腦中風的病患，用直腸輸液的方法，把抵當湯、補陽還五湯化裁的方子，灌入直腸吸收，不透過腸胃吸收。減少藥品經過腸胃道中與胃酸、腸中細菌的交互反應。不過這個案例病患並沒有完成治療療程，中途就中斷實驗出院了。

其實在一九八五年左右，大陸方面就已經把一些中藥做成直腸輸液，由直腸直接吸收。甚至把中藥做成針劑、點滴直接注射到靜脈中，像丹參做成針劑直接注射到靜脈中。這種實驗如果在台灣，衛生署肯定會跳出來講話。

在《傷寒論》處方中，抵當湯丸、桃核承氣湯是活血化瘀力量較強的兩個處方。此外，承氣湯類通便之外也一些化瘀效果，柴胡龍骨牡蠣湯也有一些化瘀效果。

在《金匱要略》中活血化瘀的方子比較多，〈虛勞篇〉中有大黃䗪蟲丸，〈瘧病篇〉中有鱉甲煎丸，另外腸癰的大黃牡丹皮湯也是活血化瘀的方子，在婦科的桂枝茯苓丸、當歸芍藥散、溫經湯，都有活血化瘀的效果。

其中桂枝茯苓丸是相當平妥的活血化瘀方，最近有一個病例，婦幼醫院的護理長蘇〇〇女士，子宮有十幾顆肌瘤，懷孕期間我都使用桂枝茯苓丸，之後剖腹產生了一位男生，發育得很好。蘇女士的子宮肌瘤最大的有十公分，台北市幾家大型醫院的婦產科都評估無法懷孕，懷孕後也會有危險。我依據《內經》「有故無殞，亦無殞也」的原則，一路用桂枝茯苓丸。西醫剖腹產時，原本要順便切除子宮肌瘤，不過看了之後不敢切除，還是留下來。不過產後一個多月檢查，現在子宮肌瘤已經消了一半，不可思議。我一路使用活血化瘀的桂枝茯苓丸，由懷孕前、懷孕十個月都持續使用，可以算是用活血化瘀的方法幫她安胎。

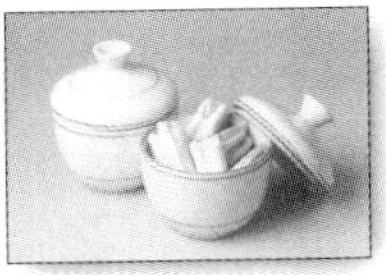

13 代赭石

代赭石是礦物，含有鐵的氧化物。代赭石在旋覆代赭石湯使用，這個處方在〈太陽中篇〉第101條條文：「傷寒發汗，若吐、若下、解後，心下痞鞕，噫氣不除者，旋覆代赭石湯主之。」在熱性病時，經過汗、吐、下的方法等錯誤的方法誤治，但幸運的是病患身體還耐受得住，發熱惡寒的表證也緩解了，可是導致腸胃受到傷害，出現「心下痞鞕」，「心下」指胃，胃出現鼓鼓脹脹的感覺，影響消化機能，產生「噫氣不除」的症狀，包括打嗝、氣上逆、噯酸、呃逆都可能出現，所以在臨床上經常用這個處方治療打嗝的症狀。

瑞芳有一位太太打嗝八年多，到省立〇〇醫院中醫部找一位學士後中醫系的何〇〇醫師，何醫師相當優秀，先用針扎內關，扎的時候打嗝停止，但起針之後打嗝又依然發作。何醫師很想開旋覆代赭石湯，但這省立醫院居然沒有此方。因為省立醫院的藥材是公開招標、聯合招標，可減低成本。但一方面招標的結果，最低價的藥廠得標，藥材的品質是否會有影響，值得考慮。

再者，擅長使用經方的醫師很少，大部分的醫師都用時方，自然進藥的時候不會進經方。我在〇〇醫院看診就有這樣的經驗，訂的藥三個多月了都還沒進來。連最平常的阿膠、肉豆蔻、白果都沒有，很多藥訂了一年多還沒有進藥，我和藥局主任談了很多次還是一樣，令我非常懷疑「經營之神」的經營能力。

瑞芳那位打嗝八年多的太太，經何醫師介紹到這裡看病，大約看診四、五次就痊癒了。

另外有一位台中黃〇〇小朋友更神奇，只服藥一週就痊癒了，她出生八個月就開始嘔吐，一次嘔要三十秒，噴射式的嘔吐，一天至少吐四次，所以不敢吃食物。由八個月大到兩歲體重沒有增加，經台中〇〇醫院檢查為胃幽門狹窄，要動手術，整整吐了十八個月，結果來台北，一星期的藥就好了。

還有翡翠水庫人事室一位湯小姐，打嗝六年多。有一次開車接我到翡翠水庫講演，我一路聽她打嗝不停，一問之下才知打嗝已經六年，曾經看過中醫，吃過藥扎過針無效。我把她的手拉過來，在內關穴用力地掐一下，結果打嗝就停住了，老實說，看病有時也講機緣、運氣的。湯女士打嗝六年多，結果造成不孕，我開了溫經湯、當歸芍藥散，再加香附、丹參、菟絲子等，特別交代不要吃冰冷的東西，不久生了一個女生。

14 半夏

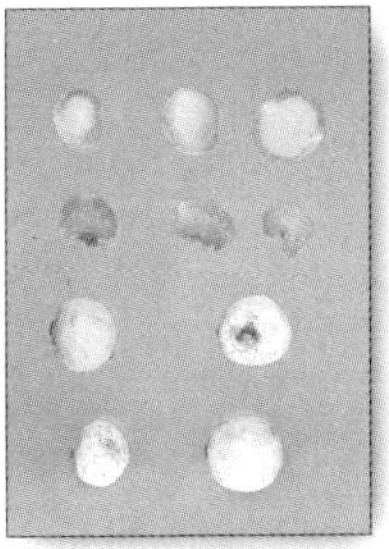

半夏是天南星科植物，與芋頭、天南星同科。半夏有毒，其採取的時間在立夏到夏至之間，所以稱之為半夏。因為在立夏到夏至間其所含的有效成分生物鹼含量最高，藥效最好。

仲景用半夏，大部分是用來化痰的居多。除了化痰作用，半夏也有鎮嘔降逆作用，任何類型的嘔吐都可以用半夏配生薑，或半夏配乾薑止嘔，大概這三味藥缺一不可。所以二陳湯、溫膽湯、小柴胡湯中都有半夏。甚至「脾胃為生痰之源」，脾胃生的痰亦可以用半夏瀉心湯系列來消痰。

半夏的生物鹼可以抑制腦部的嘔吐中樞，不論是任何原因引起的嘔吐，我們都可以使用半夏。另外搭配生薑或乾薑，所謂「薑半為止嘔聖藥」，生薑、半夏為止嘔聖藥。在《金匱要略》第十三與第十七章中有一方：小半夏湯，組成就是半夏與生薑二味藥。任何嘔吐，例如吃了不當食物、暈車、聞到怪味道引起的嘔吐，都可使用小半夏湯。

所以妊娠嘔吐的病患，嚴重一點的只能靠二十四小時打點滴維持營養的孕婦，就可考慮使用含有半夏或生薑的方劑。（雖然半夏為孕婦禁忌用藥，但臨床上不要單用、重用半夏，還是可以使用。）

在《金匱》中，婦科妊娠嘔吐有半夏乾薑人參丸。這些止嘔方子都含有半夏生薑，或半夏乾薑。另外，小柴胡湯中也有半夏、生薑二味藥，可以治少陽病心煩喜嘔。甚至有一些人早晨刷牙時就會想吐，可以吃些小柴胡湯，會獲得改善。

仲景先生在《金匱要略》中有小半夏湯（半夏、生薑），小半夏加茯苓湯（半夏、生薑、茯苓）。小半夏湯再加茯苓，稱為小半夏加茯苓湯，也就是二陳湯的前身。二陳湯多了一味陳皮。「二陳」是指陳皮和半夏要放久一點的藥材比較好。因為半夏有生物鹼，陳皮有揮發精油，這二味藥放久一點，刺激性就比較小，比較溫和。

半夏所含主要成分為生物鹼，如果沒有經過加溫處理會引起中毒的反應。芋頭、天南星也是如此。例如用生芋頭或生半夏接觸皮膚，皮膚馬上會紅癢；含在咽喉中，半個小時聲音就出不來了。但是芋頭、半夏煮大約四十分鐘，煮爛一點就沒有毒性。芋頭煮熟後反而變得很香。

半夏化痰，尤其是濕痰，半夏性燥，可以化濕痰，所以如果乾咳時就不要單用半夏。另外半夏有降逆作用，所以咳嗽、喘可以用半夏，嘔吐也可以用。因為半夏的生物鹼可直接作用在腦部的嘔吐中樞，抑制嘔吐，也可作用在延腦，產生止咳鎮咳的作用。

桂枝系列的方子，沒有用到半夏，不過有生薑，麻黃湯也沒有半夏；但是小青龍湯中有半夏，因小青龍湯證症狀有痰飲，要用半夏燥濕化飲。

然後在第34方竹葉石膏湯含有半夏。「傷寒解後，虛羸少氣，氣逆欲吐，竹葉石膏湯主之」。出現了氣逆欲吐，因此用半夏來降逆。

承氣湯中沒有用到半夏。在柴胡系列中除了柴胡桂枝乾薑湯之外，其餘的處方都有半夏。小柴胡湯有「心煩喜嘔」的症狀用半夏降逆。大柴胡湯的症狀也有「心中痞鞕，嘔吐而不利」。

而在瀉心湯系列中，甘草瀉心湯、半夏瀉心湯、生薑瀉心湯，這些處方的症狀大都有心下痞鞕、氣逆、欲吐的狀症。而黃連湯有「腹中痛欲嘔吐」的症狀。旋覆代赭石湯也有「噫氣不除打嗝不止」的症狀。

然後第90方的厚朴生薑半夏甘草人參湯有半夏。最後第104方半夏湯及散是在〈少陰篇〉中「少陰病，咽中痛，半夏散及湯主之」。第115方的苦酒湯是用半夏沾雞子白與苦酒，含在口中，慢慢吞下，對於咽喉腫痛、清除咽喉黏膜分泌很有療效。

由以上方劑觀察下來，半夏可化痰、降逆、止嘔、鎮嘔。尤其是止嘔的效果。在《金匱要略》後面的幾篇有關婦科的章節中，治療懷孕妊娠嘔吐的方子，乾薑人參半夏丸，用半夏、乾薑、人參和蜜做成藥丸，治療妊娠嘔吐。所以我們也可以用小柴胡湯、香砂六君子湯、二陳湯，或用二陳湯加枳實、竹茹後的溫膽湯，治療妊娠嘔吐。

15 瓜蒂

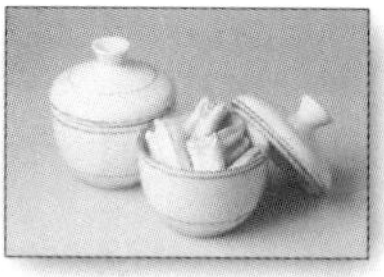

瓜蒂為葫蘆科植物，是催吐藥，唯一用到的是第106方瓜蒂散，是仲景方中催吐效果最強的方。

瓜蒂有甜瓜蒂、苦瓜蒂。有的時候我們吃大黃瓜、小黃瓜，會吃到苦的蒂頭。反而現在真正的苦瓜不太苦。在花蓮原住民的部落裡，會種植野生苦瓜，小小的長不大，但是很苦，用煨的味道不錯，吃苦瓜不會苦反而怪怪的。

苦瓜苦過之後會有甘味，燉湯很好吃，尤其燉福菜、排骨，再加一點丁香魚，味道非常鮮美；另外苦瓜可以紅燒、涼拌、鑲肉；苦瓜也是所有葫蘆科中營養價位最高的瓜類，有奎寧素，而且有健胃效果。苦瓜子不要丟掉，有壯陽作用。

冬瓜、絲瓜、西瓜、南瓜、瓠瓜，都是葫蘆科，其中營養價位最高的就是苦瓜。

自從仲景先生用了瓜蒂散做為催吐的方法之後，歷朝歷代很少人用催吐的方法。一直要到金元四大家的張子和先生，又名張從正、張戴人，他藝高人膽大，任何疾病幾乎都用吐法。其實，嘔吐也是保護身體的方法之一，吃錯東西、食物中毒時，嘔吐就可以吐出髒東西。喝酒喝太多，嘔吐就會清醒一點。不過現代人如果用吐法，交代他們自己用手指摳喉嚨催吐，肯定沒有人會接受。家中的小朋友吐了，就手忙腳亂。其實嘔吐是因為腸胃沒有辦法接受吃進去的東西，產生反射把東西吐掉，不要太害怕。不過大部分的人還是沒辦法接受，難怪從仲景之後過了一千多年到金元四大家張子和先生才又有人用催吐法。其間歷朝歷代的醫家醫案很少人用吐法。

張子和先生擅用吐法，甚至懷孕末期，胎兒壓迫膀胱造成小便不順暢，不能尿尿，在《金匱要略》稱為「轉胞」，仲景先生用腎氣丸，但張子和先生用吐法，一用催吐法嘔吐，氣向上升提，胎兒就升提起來，不壓迫膀胱，小便就順暢了，實在是藝高膽大，他用升麻一兩以上，劑量很重，利用升麻的升提作用。所以說張子和先生擅用吐法，甚至超越了仲景先生。

仲景先生用吐法，是胸膈中有痰飲阻擾，如果靠腸胃吸收了藥物來化痰飲，作用太慢，所以用吐法，把痰飲直接吐出來。

在傷寒方中除了瓜蒂散之外，梔子豉湯系列的方子也有催吐作用。梔子系列的處方共有九個，在傷寒方中也是一個大系統。由第43方到第51方。

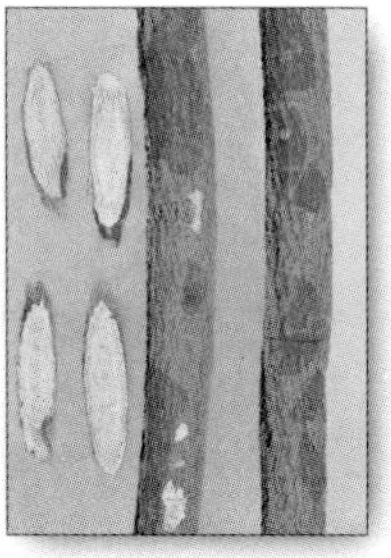

16 甘草

甘草屬豆科植物。豆科植物又可以分為草本、木本。草本有黃耆、甘草、葛根、含羞草；木本有鳳凰木、蘇木。

甘草在傷寒方出現的比例是最多的，大約佔了七成左右。在傷寒方一百一十七方中，約有七十個方用到甘草，可見仲景先生對甘草的重視。由於使用範圍相當廣泛，因此也就讓人誤以為中醫方子中都一定用到甘草。其實這是錯誤的看法。

原則上，有利水作用的方子中不可用甘草，

例如：五苓散、豬苓湯中就不含甘草。因為藥物學上有一句話「甘草，中滿證忌之」。「中滿」簡單的說就是肚子脹脹的，包括水腫，包括腹脹，都不能用甘草。所謂「甘令人滿」，甜的東西容易在腸胃道中發酵，如果病患本身就容易腹脹，吃了甘草會更容易脹。

因為「甘草，中滿證忌之」，所以在利水作用的方劑中很少用到甘草。仲景的利水方中，最峻烈的是十棗湯：大戟、甘遂、芫花、十枚大棗，沒有用甘草。其中大戟、甘遂、芫花與甘草是相反藥。另外五苓散：茯苓、豬苓、白朮、澤瀉、桂枝，沒有用甘草。豬苓湯：豬苓、茯苓、澤瀉、滑石、阿膠，也沒有甘草。另外《金匱要略》中有一個方腎氣丸，也沒有甘草。

不過老祖宗由臨床經驗觀察到，甘草加了茯苓、白朮之後，就比較不會令人脹滿，這是藥物配伍後的效果。在藥物配伍有提到，甘草配茯苓的話就「不資滿而反泄滿」，這就是說明甘草配合茯苓，就比較不會發生脹滿水腫的現象。

而且根據現代藥理學發現，甘草有類似類固醇的作用，含有類固醇衍生物。因此甘草不能多用，吃多了會引起水腫，不過明確的劑量沒有實驗。但如果拿大量甘草熬成很濃一杯，喝下去會催吐的。

仲景在有些方子中把甘草當成補藥用，因為甘草與黃耆一樣都是豆科植物。

在〈太陽病中篇〉第72、73條有一個桂枝甘草湯，用桂枝來強心，「其人叉手自冒心，心下悸，欲得按者，桂枝甘草湯主之」，用甘草做補劑。像炙甘草湯就重用炙甘草。在四逆湯

（附子、乾薑、甘草），甘草是君藥，不要小看這三味藥，這三味藥組合有很好的強心作用。

○○高工有位姜校長，七十九歲，做過七次心臟手術、五次的氣球擴張術，結果療效仍然不好。臉上與雙手佈滿黑斑、老人斑。我用四逆湯加丹參、川七、鬱金、蒲黃、木香，吃了一陣子，黑斑全部消失。配合食療，多吃膠質食物，如木耳、白木耳、地瓜葉。

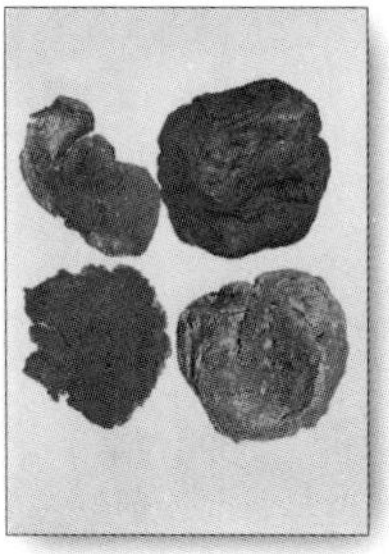

17 生地黃

生地黃出現在第92方炙甘草湯，屬於玄參科植物，富含鐵質，所以有補血作用。

生地黃是很好的涼血藥，尤其是熱性病有出血的現象時，用生地黃的機會就比較多。在後代溫病學家就經常用到地黃、玄參、麥門冬這些滋陰、養陰的藥，用這類的藥來「增液」。所以發燒、水份流失時，常常會使用增液湯來滋陰，有點像近代醫學打點滴補充液體的意思。

在炙甘草湯用地黃滋陰，增加有形的物質，增加血液的成分，使血液充足；心臟的輸出血量充足，就不會跳跳停停的，產生結代脈的現象。所以炙甘草湯可以治療心臟病，尤其是心律不整的情況。

炙甘草湯也是個很好的美容方，不論男女，都可以用炙甘草湯滋養皮膚。現代醫學在女性停經後，都會建議女性吃荷爾蒙劑，其實有一些研究報告顯示，服用荷爾蒙會使致癌機率變高，但是西醫還是要停經後婦女吃荷爾蒙，解釋說可以延緩老化，使皮膚不粗糙。可是我們想想，以前沒有西醫、沒有荷爾蒙的時候，我們的老祖母、老阿媽也沒有吃荷爾蒙，不是一樣生活得很好。而且一旦吃了荷爾蒙之後就不能隨便停藥，因為停藥又會產生一大堆的副作用，實在是自討苦吃。（按：二〇〇二年七月十七日美國國家衛生研究院在《美國醫療協會期刊》的「婦女健康計劃」研究報告指出，荷爾蒙補充療法會增加婦女乳癌罹患率26％、心臟病29％、腦中風41％，而將此研究緊急喊停，六百萬婦女停止使用荷爾蒙補充療法。）

對於停經症候群、更年期症候群的婦女，我們可以使用加味逍遙散合炙甘草湯；如果心悸嚴重的，可以加入柏子仁；出現潮紅烘熱感，就加入地骨皮、鱉甲。鱉甲是補陰滋陰的藥，但是口感不太好；鱉甲也有磷鈣質、膠質可補充骨質。如果睡眠不好，柏子仁也可以幫助睡眠，可以再加入百合。總之，更年期症候群可以用炙甘草湯搭配加味逍遙散來加減用藥，有非常好的效果。不必吃荷爾蒙。

有一位六十幾歲的張女士，她的兒子鼻咽癌在〇〇醫院放化療，她就順便在醫院做身體檢查，〇〇醫院就開荷爾蒙給她，結果一吃荷爾蒙後，乳房就腫脹起來，然後原本停了十多年月經又來了，把她嚇得膽戰心驚。我就吩咐她停服西藥，用炙甘草湯合加味逍遙散加減，現在的情況非常好。用炙甘草湯和加味逍遙散，肯定可以讓更年期的婦女生活過得相當正常。

炙甘草湯，除有生地可補血滋陰，還有阿膠可以補血，促進造血增加血色素，又有人參可以強心，因此炙甘草湯可以改善心臟脈搏跳動不規律、心律不整，我們有很多成功病例。我也曾經建議王唯工教授用炙甘草湯這個方子做脈波研究。

地黃在《金匱要略》中出現的次數很多。有些人吃了地黃後，肚子會悶悶脹脹的，所以有些人吃了四物湯後，肚子就悶悶怪怪的，並不是每一個人都適合吃四物湯。

18 生薑 乾薑

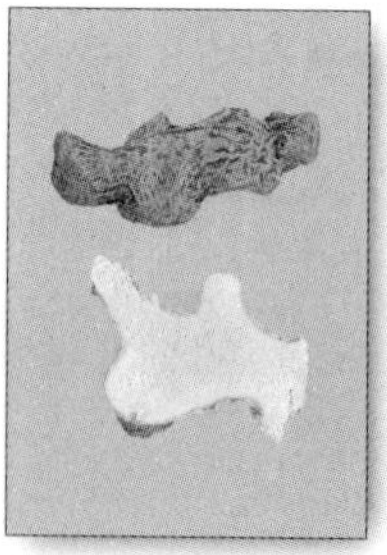

生薑、乾薑屬於薑科植物。乾薑在「四逆輩」的方子中使用。四逆湯、理中湯、白通湯、通脈四逆湯都用到乾薑，由第72方開始。雖然真武湯與附子湯沒有用乾薑，但是因為有附子劑，因此把真武湯與附子湯歸在這系列中。

乾薑是溫中藥，而生薑是有發表發散作用的藥。所以，桂枝湯、小柴胡湯用生薑，而四逆湯、理中湯用乾薑，作用在中焦，增加命門相火的燃燒，幫助腸胃的消化。乾薑一方面是中焦腸胃系統藥，另一方面也有強心效果，再者也是一個很好的止痛藥。此外，乾薑對末梢血液循環的血管有修護效果。

有一位翁姓女性病患，三十五歲，兩下肢內踝上方左右對稱的潰爛成兩個洞。在○○醫院看了三個月，又在○○醫院看了八個月，總共看了將近兩年，傷口始終無法癒合，沒有糖尿病史。一般糖尿病末期會造成壞疽病（或稱脫疽病），那時我們要先穩定血糖，再同時加入可以作用末梢血管的藥，我們可以用當歸四逆湯來處理。例如用腎氣丸搭配當歸四逆湯。

但是這位翁姓小姐並沒有糖尿病，不必考慮血糖問題，比較單純，所以用當歸四逆湯加牛膝引藥下行，加丹參活血化瘀，加薏苡仁去痺。服了大約三十六帖藥，西醫兩年看不好的傷口就癒合了。要知道，末梢潰爛組織不易癒合，皮膚的顏色一定是黑黑的，結果服藥傷口癒合後，黑黑的膚色好像漂白一樣，恢復正常膚色。其實在服藥期間，我用乾薑粉讓她撒在傷口上，乾薑粉一撒上去，傷口就開始癒合，但是組織癒合生長得太快，皮膚會有緊繃緊張感，有糾在一起的感覺，反而很難過。後來在乾薑粉中加入石膏，一寒一熱，一陰一陽，緊繃的感覺就會減輕許多，這是我親自實驗的經驗。

在組織紅腫熱痛階段，外敷用三黃粉，三黃粉是大苦大寒的藥，因為組織充血、發炎、血管擴張，所以使用三黃粉。如果組織暗暗黑黑的，血液不能供應到末梢血管，當然組織缺氧會變黑，因此要溫性的藥，可使用乾薑粉，乾薑的比例大一點，反佐一些石膏以中和乾薑的燥熱。

另外，在《傷寒論》、《金匱要略》中，還有三個方可以印證乾薑能修補末梢血管。首先是《傷寒論・少陰篇》中出現的桃花湯（第110方）。桃花湯是治療「下利便膿血」，腹瀉排出的糞便、黏液中有血。桃花湯君藥是赤石脂，重用劑量到一斤，半斤赤石脂磨成細粉，另外半斤的赤石脂敲碎先煮，和糯米、乾薑先煮。糯米有很強的黏著性，可以修補腸管中破裂的微血管，而且有收澀作用，有些人吃了糯米會便祕。

吃桃花湯後，下利止住，就不能再服，如果再多服，大便會解不出來。因為赤石脂有收澀作用，再加上糯米的黏著，和乾薑的修補止血作用。

而《金匱要略》第十二章〈驚、悸、吐、衄、下血、胸滿、瘀血篇〉的柏葉湯，組成有側柏葉、艾葉、乾薑，另外用了「馬通汁」，馬通汁就是白馬尿，現在白馬尿比較難找了。柏葉湯可治「吐血不止者」。因此從桃花湯、柏葉湯可以看出乾薑對末梢血管有修補作用。同時這也是我臨床觀察的經驗結果。

乾薑作用偏在中焦腸胃系統。而生薑偏在皮膚毛細孔，如果感受到風邪寒邪，可以用桂枝湯、小柴胡湯，甚至用最簡單的紅糖生薑煮湯，熱熱的喝一喝，就會冒汗，毛細孔打開，風邪寒邪就通過毛細孔帶出去，於是就不會頭重、鼻塞、打噴嚏、惡寒了。生薑有發散的作用，吃薑糖時，身體馬上就會有熱熱的溫暖感覺，身體的熱能一提高，就會把風邪寒邪趕出去。

吃薑母鴨也是可以驅除風寒，但是咽喉痛、喉嚨發炎就不能吃，連羊肉爐也是如此，有一年我就看了六、七例咽喉痛又吃薑母鴨，結果連聲音都發不出來。有一位趙先生，吃了薑母鴨、羊肉爐，又喝冰啤酒，結果喉嚨給束住了（台語），兩三個月聲音都發不太出來，這種症狀寒熱雜夾，很不好處理。

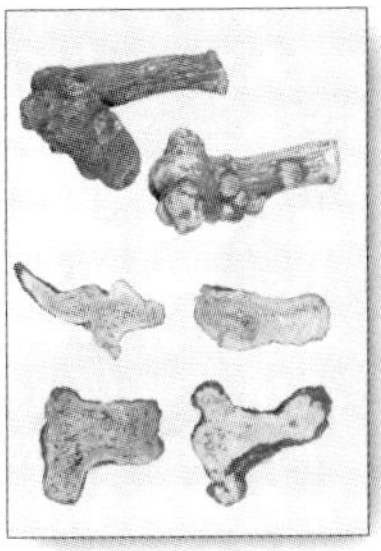

19 白朮

白朮屬菊科植物，有健脾、燥濕的功能。《傷寒論》中常常用來去痰飲、健脾利濕，也用在治療風濕。

如果腸道中的水份很多，引起腹瀉，可以使用白朮，健脾利濕，減少腸中水份。五苓散中又有茯苓、豬苓、澤瀉，這些藥都有利水的作用，使水份都由小便道排出，減少腸中水份，就不會腹瀉了。所以，五苓散可以使身體內的水份，清的流到清道（小便道），濁的流到濁道（大便道），就不會清濁不分。兩千年前，老祖宗就已經發現人體水份的分布方式，如果要將水排出不外三個方式：由毛細孔排出，由前陰尿道排，由後陰大便道排出。

像平胃散、七味白朮散、香砂六君子湯、理中湯等方子中，就有白朮或蒼朮，可以吸收腸管中水份。如果再配合茯苓、豬苓淡滲利水，把水份帶到泌尿道，自然不再腹瀉。

現代的西醫一聽到拉肚子就用止瀉劑。如果是細菌病毒引起的腹瀉，用止瀉劑止住腹瀉，這些細菌病毒還是留在腸道中，所以第二天大便解不出來，肚子反而脹得更難過。因為腸道中的細菌病毒還是不停的繁殖作怪，反而比拉肚子還難過。

另外，仲景先生治療風濕病的方子，如白朮附子湯、桂枝附子湯、甘草附子湯中，都有用到白朮，這是因為在關節中的濕氣、組織液，也可透過白朮燥溼的作用而減少。

白朮的燥濕作用，不論在全身的各組織中，都可促進水份吸收。如腸、胃組織，在呼吸道也可使用，例如去痰飲的苓桂朮甘湯，可以促進呼吸道黏膜水份的吸收，減少痰飲，自然不會再咳嗽、氣上逆。

五苓散、理中湯，就是運用到白朮燥濕的作用。另外在苓桂朮甘湯、麻黃升麻湯也用到白朮。在治風濕病的方子中，常用麻黃、桂枝祛風，用白朮燥濕。白朮還可健脾，脾主運化，脾的功能好，自然體內水液的運化就好。有些風濕病，在關節會腫、會痛，此刻就必須用白朮。例如甘草附子湯、白朮附子湯、桂枝附子湯，都用到白朮。

第86方甘草附子湯就是在治療風濕病的方，很精簡，只有四味藥。其他的處方在《金匱要略》的第二章中。

因此，白朮有健運脾胃的作用，有吸收身內多餘水份的作用。

身體不正常多餘的水份滲出物，如果是產生在呼吸道，稀稀白白的稱為「飲」，黃黃稠稠黏黏的稱為「痰」。如多餘的水份產生在腸管中，大便就會稀稀的不成型。如果是婦科問題的話，在陰部有不正常的分泌，就稱為「白帶」、「帶下」。所以，白朮在婦科帶下症都會使用到，例如逍遙散中就有茯苓、白朮。當歸芍藥散中，有茯苓、白朮、澤瀉。甚至可以用平胃散治療帶下，因為平胃散中有蒼朮，會吸收水份，減少分泌物，就可減輕陰部的異味與搔癢。

有個病例，新竹張女士四十九歲，帶下分泌物很多，在新竹看婦科看了十二年都沒治好。來我的診間，一坐下眼淚就流出來，哽咽地敘述病情，懷疑自己是不是得了子宮頸癌，怎麼連續看婦科十二年都治不好。我用加味逍遙散為主方（加味逍遙散中就有白朮），加連翹、百部、土茯苓，如果有臭味、陰癢，就再加入黃柏，黃柏是很好的天然抗生素，具有很好的消炎、消腫、止痛的作用。

菊科植物還有蒼朮、木香、菊花、茼蒿、萵苣菜、牛蒡。菊科植物對肝膽有作用。菊科植物有特別的味道，蟲害比較少，自然農藥污染少。

有些菊科植物有芳香健胃的作用。有些菊科植物有止痛效果，如木香。有些有活血化瘀作用，如四川紅花。

補充說明，四川紅花簡稱川紅花，屬菊科植物，一般用在外用藥。而西藏紅花簡稱西紅花、藏紅花，屬鳶尾科，一般用在內服。但是在煎藥時，藏紅花不和其他藥一起煎煮，要另外用一碗溫水泡，等藥湯煎好，再和藥汁混合一起。

人參也是另外煮，不和其他藥一起煮，這樣才能煮出全部的有效成分，不會浪費好藥材，最後再加入藥湯中。肉桂，尤其是好的油桂、清化桂，一般也不和其他藥一起煮，而是用布包好，放在碗底，等其他的藥湯煮好，沖到碗中攪一攪即可，因為肉桂的有效成分是揮發精油。

20 白粉

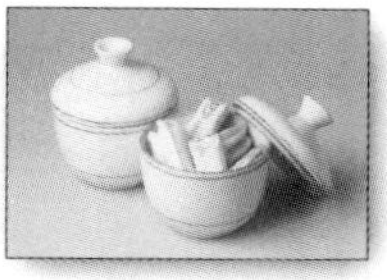

白粉就是白米粉。在《傷寒論・少陰篇》中，有一個方叫「豬膚湯」（第116方）——就是豬皮湯——有用到。

我們在路邊都看過有人推著小車子，上面一枝鐵管冒著白煙，發出嗚嗚的笛聲，賣麵茶的車子。我懷疑麵茶是向仲景學來的。麵茶就是用麵粉加芝麻、加豬油炒出來的。很香，又可補充營養，又可潤喉，冬天讀書讀累時，喝一杯麵茶很舒服。尤其讀到心煩的時候，麵茶中的豬油可以治心煩，因為豬為水畜補腎。

用豬油炒菜很香很好吃，現在人怕脂肪、膽固醇，都不敢吃豬油，其實只要運動一下，就可消耗燃燒掉這些脂肪。以前鄉下人多做粗活，就是吃豬油拌飯、豬油炒菜補充能量體力，這些人的皮膚不會粗糙，不會老化太快，而且光澤滑嫩。

有些人認為白粉是鉛粉，就像在《金匱要略》中有一個處方：甘草粉蜜湯，有人認為「粉」就是鉛粉，因為鉛粉有殺菌、殺蟲的作用。不過在豬膚湯中的白粉是白米粉，用豬皮熬出湯汁，再加入白粉、蜜一起炒，炒一炒很香，有潤燥滋陰的效果，蜂蜜本身也是一味潤燥滋陰的藥。

米磨成的粉末，本身就含有澱粉、蛋白質等營養素，再加上豬皮，對於長期熬夜、咽喉乾乾的病患可以提供營養，可以潤燥滋陰。不過現代人很怕豬皮，認為吃了豬皮之後膽固醇會升高，會出現動脈硬化、高血壓、心血管疾病。其實如果完全沒有膽固醇，人類也是沒有辦法存活的。我們可以利用運動，把多餘的膽固醇燃燒掉。

21 白蜜

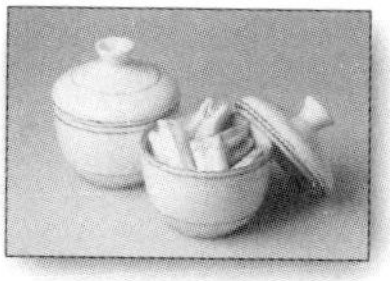

蜂蜜有滋潤的效果，在第116方豬膚湯用到蜂蜜。另外，蜂蜜可以緩和有毒性的藥物，例如《金匱》的甘遂半夏湯就用蜂蜜。

在豬膚湯中，蜂蜜有滋潤效果。在熱性病的後期，或是熬夜太久，呈現熱象，咽喉痛，胸口悶，心煩，有點腹瀉，就可以使用豬膚湯。蜂蜜滋潤，豬皮滋潤，豬皮有膠質，白粉有澀粉。

另外，在第96方蜜煎導法，也是利用蜂蜜滋潤的效果，做成肛門塞劑治療便祕，不是內服的。

此外，仲景在一些作用強烈的方中會加入藥性緩和的藥，就像第100方大陷胸丸，有大黃、甘遂、葶藶子這些強烈的藥，就加入蜜緩和。在《金匱要略》中出現蜜的機會比較多，像烏頭煎、半夏甘遂散中都用到蜜。在〈腹滿、寒疝、宿食篇〉中有好幾個方子用到蜜，可以緩和毒性。

蜜也是營養劑。

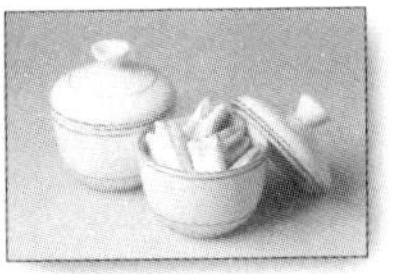

22 白頭翁

白頭翁是毛茛科植物，有解熱作用。白頭翁在第117方白頭翁湯使用。白頭翁湯在《傷寒論・厥陰篇》中出現這一條條文：「下利欲飲水者，以有熱故也，白頭翁湯主之。熱利下重者，白頭翁湯主之。」

所謂「下重」，就是「裡急後重」，肚子在絞痛，跑到廁所拉不太出來，又稱做「滯下」，「滯」就是停留不順的意思，因為下利不太順暢，結果肛門有下墜感，甚至肛門有灼熱感，一直想解又解不出來，肚子絞痛，肛門灼熱重墜，就叫「裡急後重」。

臨床上常看到這類病，這與濕熱很有關係。我們可以做個實驗，去吃麻辣火鍋，再喝冰啤酒、冰冷飲，吃完回家以後，下半夜有些人可能肚子就開始絞痛了，麻辣鍋辣到嘴巴噴火，回家肛門也在噴火，想拉拉不出，蹲在馬桶很久，肛門有重墜感，這就是「熱利下重」、「裡急後重」。

此時可以先準備好白頭翁湯，肚子絞痛就加入芍藥甘草湯，肛門重墜就加木香、檳榔，甚至必要時再加一點點大黃，大黃有消炎清熱作用。而木香、檳榔是增加推動的力量。

另外在《金匱要略》婦科用白頭翁湯治療產後下痢，用白頭翁湯再加甘草、阿膠。因為產後畢竟屬於虛證。

關於這一點，金元四大家的朱丹溪與張子和

的看法不太一樣，朱丹溪先生認為產後要當虛證治療，張子和先生卻認為產後不能當虛證治療。

朱丹溪先生是認為，產後血液流失嚴重，一定會失血，要當成虛證，要補血。張子和先生擅用汗、吐、下法，尤其吐法。例如產後惡露不盡，就不能當虛證而用補法，而是要用佛手散（當歸、川芎）、生化湯、甚至失笑散（五靈脂、蒲黃）等活血化瘀藥去除惡露。如果由這個觀點來看，張子和先生是對的。

23 石膏

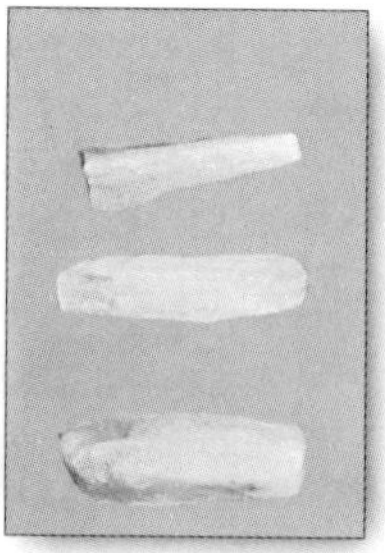

白虎湯系列的方劑都含有石膏。由32方到34方，白虎湯、白虎加人參湯、竹葉石膏湯，都有石膏。除了此三方之外，第19方大青龍湯、第26方麻杏甘石湯，也都有用到石膏。

生石膏是一味涼性的藥物，成分為含水的硫酸鈣。在熱性病的演變過程中，如果體溫很高，身體內水份蒸發代謝大，甚至流失微量元素電解質，酸鹼值不平衡，然後就會抽筋、抽搐。如果體溫高到三十九~四十度，高溫會影響神經傳導，也會造成肌肉痙攣，所以可以看到發高燒的人牙關緊閉、手足抽搐等。可以使用生石膏，一則可以解熱，二則可以平衡微量元素電解質不平衡，三則可平衡酸鹼值，四則可以補充鈣、磷等微量元素，維持電解質與酸鹼平衡，最後還可以降溫；體溫一降，神經傳導就正常，抽搐痙攣自然會緩解，於是不再抽筋抽搐，恢復正常。

石膏常常出現在陽明熱證上，沒有便祕的時候。陽明熱病有便祕時使用承氣湯系統，沒有便祕時則使用白虎湯系列。白虎湯的組成就是石膏、知母、甘草、粳米。白虎湯再加人參，就變成白虎加人參湯。這是針對大吐或腹瀉或大汗之後，體內水份大量流失，加入人參生津益氣。

白虎湯加人參，就是白虎加人參湯。白虎加人參湯去知母，加竹葉、半夏、麥門冬，就是竹葉石膏湯。在《金匱要略》中把竹葉石膏湯去竹葉、石膏，變化出麥門冬湯。所以如果不敢用白虎湯，就用白虎加人參湯；再不敢用，就用竹葉石膏湯。

石膏劑很多人不敢使用，尤其白虎湯更是「談虎色變」不敢使用。很多人用石膏只用一錢、二錢，這樣是沒有用的。石膏要重用，我通常都用一兩以上。在江涵墩先生的《筆花醫鏡》一書中，有個醫案前前後後用了十四斤。在姜佐景先生的《經方實驗錄》中，一次用石膏一斤以上。其實，石膏在煎劑飲片使用時，要打碎，用布包裹，先煎，實際上沒有真的把石膏吃下去，所以不用太害怕。

但如果是磨成粉直接吞服，用二錢就會對心臟有影響。有一位譚述渠先生提過，如果磨成粉直接吞服，只用二錢，心臟就會不舒服。這一點是用石膏時要小心的。

白虎湯是很好的解熱劑，例如腦膜炎時，體溫很高，影響大腦神經，意識昏迷，就可以用白虎湯、白虎加參湯來治療腦膜炎。一般西醫要確診腦膜炎，都需要穿刺脊椎，取脊髓液以化驗，有危險性，費用也高。我們不用如此麻煩，只要幾個字就可以診斷出來：第一神識不清楚，親疏不分了；第二亂吼亂叫，胡說八道了；第三舌頭僵硬，言語不清，另外手足也都冰冷了。就是「神昏、譫語、舌蹇、肢厥」八個字，這八個字就可以確診了。只要看到病人體溫很高，再加上這八個字，大概就可以認定了。另外男病人要再加上「囊縮」這個症狀，這是陰囊收縮。

如果有以上症狀，我們可以用白虎湯、白虎加參湯，再加上遠志、菖蒲、丹參、川七、荷葉就有效果。如果演變成水腦症，就使用清震湯。我用清震湯治療水腦症相當靈光，幾乎每一例都成功。

有一位民國三十七出生的梁先生，腦膜炎開刀九次，而且一直昏迷，我用柴胡龍牡湯合清震湯，吃了兩次藥就醒過來，嘩啦嘩啦地講一堆話，兩手很靈活，但下半身無力，而且還是有點狂妄，無法控制收斂的舉動，有時候意識仍不清楚，因此可以再加入一些通竅醒腦的藥物。

我們用白虎湯加減可以治療腦膜炎，不必用珍貴藥材，也不用抗病毒、抗菌的藥。因為只要體溫降下來，身體正常的抵抗力就會使病毒細菌無法生存，病人就醒過來。

就像麻杏甘石湯治肺炎一樣。麻杏甘石湯中

沒有一味殺菌的藥，可是加魚腥草、冬瓜子一用，就退燒平喘了，肺炎就好了。中醫治病，在於協調人體正常機能，改變生理環境，讓細菌病毒無法存活下去。

麻杏甘草湯與白虎湯只差二味藥。相同的有石膏、甘草；不同的是白虎湯用粳米、知母，麻杏甘石湯用麻黃、杏仁。只差二味藥，作用就不同，麻杏甘石湯作用偏在肺部。

有許多病例，有位陳○○小妹妹發燒，由一家醫院轉到○○醫院還是高燒不退，○○醫院準備用類固醇，用到沒有藥，就用類固醇。結果爺爺奶奶爸爸媽媽全家抱在一起哭。最後把點滴拔掉，抱到○○堂來找我。我用白虎加參湯，因為嘔吐加入蘆根、竹茹，再加玄參。一吃藥，燒就退了，不久就出院。現在發育得很好。

而白虎湯變化出的竹葉石膏湯，在《感冒自療法》與《小病不求人》（皆為元氣齋出版）二書中有提到兩個醫案。有一位三總醫院風濕過敏科大夫，自己虹彩炎四年半，看過不少眼科大夫都看不好，因為很忙，要做研究讀書寫報告。與飲食也有關係，喜歡吃烤炸、辛辣的食物，當然眼睛容易充血。我用竹葉石膏湯合小柴胡湯，再加木賊草、茺蔚子、菊花、川芎，服藥十天就痊癒了。

後來有一位三十歲左右的呂先生，也是四年多的虹彩炎，看過很多眼科大夫無效，已經心灰意冷，有一天到書局看到我的書上的醫案，就找到我看病，服藥一週就好了八成。我仍然用上述的處方加減，川芎可以擴張血管，有時候可以改用蟬蛻。

之後又有一位女病人也是類似的病例，我同

樣用竹葉石膏湯合小柴胡湯。木賊草是眼科常用藥，為木賊草科植物，對眼睛癢、眼睛過敏療效相當神奇。茺蔚子一方面可以明目，一方面又可化瘀。菊花屬菊科，也是眼科常用的。

另外，因為熱性病產生的皮膚病變，所謂「傷寒發斑」，也可以使用白虎系列。此外因為熱性病，體溫升高，產生的血液病變也可使用。血糖的升高，糖尿病的其中一種證型也可以使用白虎湯、白虎加人參湯。它也是一個很好的降血糖方劑。竹葉石膏湯加四物湯再加黃耆、黃芩，就變成竹葉黃耆湯。白虎湯、白虎加人參湯、竹葉石膏湯、竹葉黃耆湯，可以治療某一證型的糖尿病。

而竹葉石膏湯去掉竹葉、石膏，加入大棗，就變成麥門冬湯。麥門冬湯出現在《金匱要略》第七章〈肺痿肺癰篇〉中，除了可以治療「大氣上逆，咽喉不利」之外，對某一證型的糖尿病也有效。而且麥門冬湯很好吃。

至於大青龍湯與麻杏甘石湯中也包含石膏，因為麻黃是一味辛溫發汗劑，因此用涼性的石膏制衡麻黃的辛溫發散；而麻黃的辛溫同時也制衡了石膏的寒涼。

白虎系列，石膏劑在《傷寒論》熱性病中扮演重要角色。由白虎湯變化出白虎加人參湯、竹葉石膏湯。後代的溫病學，由白虎湯變化出「化斑湯」、「玉女煎」、「竹葉玉女煎」等溫病方。甚至臨床上有很多醫家治療皮膚病用的「消風散」，也是由白虎湯變化而來的。

基於白虎湯可以解熱、平衡酸鹼值的道理，痛風就可以使用白虎湯加桂枝的白虎加桂枝湯治療。尤其是急性期有紅腫熱痛期。白虎加桂枝湯出現在《金匱要略》的〈瘧病篇〉，我們用來治急性期紅腫熱痛期的尿酸痛風，相當靈光。如果搭配四妙散或桂枝芍藥知母湯，反應更加理想。

所以臨床上要掌握，有明顯熱性，脈象滑數有力的，使用石膏劑才會獲得良好的效果。

24 竹葉

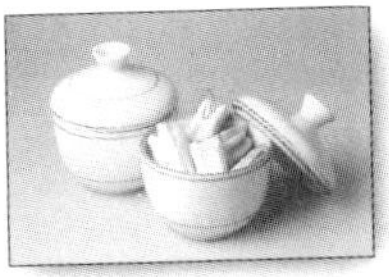

竹葉為禾本科植物，《傷寒論》中只有竹葉石膏湯一方用到竹葉。

竹葉石膏湯我把它編在白虎系列。我們可以看第32方白虎湯（石膏、知母、甘草、粳米），白虎湯加人參就是白虎加人參湯。白虎加人參湯去知母，加竹葉、麥門冬、半夏就變成竹葉石膏湯。這幾個方都是很好的解熱劑，治療發高燒相當有效。

在《傷寒論・厥陰篇》中有一句話「厥深者熱亦深，厥微者熱亦微」，意思是發燒前手足冰冷的時間越長，發燒的時間也越長；手足冰冷的程度越重，發燒的溫度就越高；手足冰冷程度輕，發燒的溫度也就輕。臨床上我已經看過很多這種病例，在發燒前一直惡寒發抖，惡寒發抖的時間越長，發燒的時間就越長，溫度也越高。很多人不了解仲景這句話的意思，等到臨床遇到這種症狀，才會了解其意，仲景先生不會亂寫一句話騙人，所記載的都是真實病例。

竹葉石膏湯是白虎湯變化出來的，如果不敢使用白虎湯，可以用竹葉石膏湯，因為竹葉石膏湯多了人參、半夏、麥門冬、竹葉之後，就比較平妥了。基本上，竹葉石膏湯還是屬於陽明病、陽明經的範疇。

陽明經上走頭面，而且陽明病有明顯的熱象，所以眼睛有紅熱症狀時，也可用竹葉石膏湯。我有幾個病人，眼睛紅紅的好幾年，西醫診為虹彩炎，治療很久都治療不好。第一個病人是三總風濕過敏科的朱大夫，有四年半的虹彩炎，一直看不好，有人介紹他來看診，朱大夫正好要去歐洲奧地利開會兩星期，我就開了兩星期的藥讓他帶出國。兩星期後回國，他的眼睛症狀就好了。

我在景美也看過一位三十二歲的呂先生，也是四年多的虹彩炎，我仍然使用竹葉石膏湯合小柴胡湯，再加木賊草、茺蔚子、菊花，加川芎。川芎可以擴張血管。李先生服藥一週，好了七、八分。

最近又看一位病人虹彩炎已三年多。服藥一週眼睛就不紅了，繼續服藥兩三週後症狀改善很多。所以竹葉石膏湯效果是很好的。宋代的小兒科專家錢乙錢仲陽先生，有一個方叫導赤散，「導赤」顧名思義，就是小便短赤，甚至小便時有刺痛感、灼熱感，肚臍下小腹部位會脹脹的感覺。最常見的就是感冒以後，小便短赤、小便灼熱、膀胱脹脹的，小便很頻繁但尿量很少，甚至有刺痛感，就肯定是併發了尿路感染，此時可以用導赤散。因為導赤散有竹葉清上焦熱，有木通可以利尿，小便順暢，泌尿道就不會滋生病菌；有生地滋陰補水，如此因外感引起的尿路發炎馬上可以獲得緩解，不必像西醫還要驗尿等報告。如果覺得導赤散效果仍然不夠，可以再加入黃連，稱為「瀉心導赤散」。這兩個方是有用到竹葉的名方。

另外，在《醫宗金鑑・名醫方論》中有一處方：竹葉黃耆湯，組成就是竹葉石膏加四物湯，再加黃耆、黃芩。竹葉黃耆湯對於血虛氣虛的糖尿病病人有降低血糖的效果。

後代溫病學很多處方也用到竹葉，竹葉是清涼解熱的藥。以前我父親在世的時候，在鄉下治療角膜炎、結膜炎的病患，就用新鮮的竹葉煮水，蒸氣燻眼睛，結膜炎、角膜炎就會好。可再加入桑葉效果更好。然後配合青皮鴨蛋，因為色青入肝，而肝開竅於目。把青皮鴨蛋放入一起煮，先燻蒸氣，然後把青皮鴨蛋去殼剖半，在眼睛上蒙一層紗布，將剖半的鴨蛋隔紗布蓋在眼睛上。這是我父親的治法。

有一位楊姓國中生，就讀於板橋某國中一年級，罹患眼睛角膜炎，找一位西醫眼科文醫師看了三個月，治不好，連文大夫自己都覺得納悶。結果我們用竹葉石膏湯加減，服藥一個星期就痊癒了。楊姓國中生覺得很奇怪，怎麼中醫也會看眼科？

其實中醫老早就有眼科，在唐朝孫思邈先生

就寫了一本眼科學的專書《銀海精微》。甚至更早在《黃帝內經》中有一篇〈大惑論〉，其中就很清楚的提到眼睛的生理，要透過大腦來控制眼睛的轉動，只是用的文字比較古老、比較抽象而已。

到宋朝，有一位龍木山人寫了一本《眼科龍木論》，也是眼科專書。明朝傅仁宇先生寫了一本《審視瑤函》，把眼科辨證得更清楚。甚至古代中醫眼科也有割除白內障的外科手術，只是現在沒人敢找中醫師割白內障。我父親的師父是一位眼科高手，病患的眼睛被尖銳的東西刺入，他照樣可以治好。可惜很多醫術沒有傳下來。

25 吳茱萸

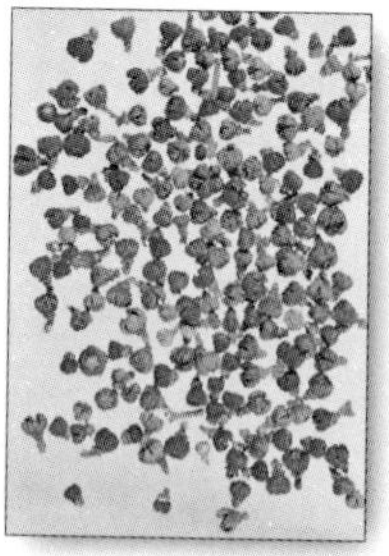

吳茱萸在第112方吳茱萸湯中出現，屬芸香科植物。吳茱萸很辣，有一股很奇怪的臭味，不是魚腥味也不是羊羶味，而是很怪的味道。吳茱萸湯幸好還有人參、生薑、大棗，味道還好一些。

吳茱萸湯是一個治頭痛的良方，在《傷寒論》中，吳茱萸湯出現了三次。第一次在〈陽明篇〉第190條條文「食穀欲嘔，屬陽明也，吳茱萸湯主之」，吃了東西就馬上想吐與陽明有關，所以嘔吐是與腸胃有關的，可用吳茱萸湯主治。

「得湯反劇者，屬上焦也」，服了吳茱萸湯反而吐得更厲害，那就屬上焦，屬葛根加半夏湯的症狀了。

第二次在〈少陰篇〉第277條條文「少陰病，吐利手足逆冷，煩躁欲死者，吳茱萸湯主之」。第三次在〈厥陰篇〉第340條條文「乾嘔吐涎沫，頭痛者，吳茱萸湯主之」。前提是有乾嘔的症狀，第二個辨證是口水很多、吐涎沫，而有頭痛的現象，用吳茱萸湯治療。吳茱萸湯是大熱的藥，服藥後會使口水減少，頭痛也會緩解。

我看過一位病患倪姓安徽老鄉，由民國三十六年頭痛到七十六年，痛了四十年。倪先生曾經隨部隊到東北駐防，東北在寒帶，冬天氣溫常常低到零下四十度，天寒地凍受了寒氣，寒邪一直在體內，頭痛了四十年，走過大江南北遍尋名醫，頭痛還是治不好，尤其冬天天氣寒冷，肌肉血管一收縮痙攣就痛得更厲害。我用吳茱萸湯加減的煎劑，當時一帖約七十元，服了九帖，頭痛就痊癒不再發作了。

另外嘉義曾小姐，嫁到日本北海道，在北海道生第一胎，日本人是不做月子的，結果就產後頭痛，痛到頭頂骨好像凸起來，在北海道看不好，透過中國商銀的職員介紹找我看診，服藥大約兩週，頭痛就幾乎全好了。我記得主方也是吳茱萸湯，再加一些祛寒的藥，加川芎、荊芥上行到頭的藥。曾小姐第二胎就回嘉義娘家生產，不敢在北海道生產。

頭頂、顛頂痛，藁本是一味很好的藥，可是藁本味道很重，很難聞，因此在內服藥中我很少用藁本。

最近的病例是一位七十六歲廣東老鄉黃○○

女士，頭痛了四十四年，在〇〇醫院看過神經內科朱主任，頭痛沒看好，體重倒是減了八公斤，她拉著臉皮揶揄自己瘦得跟猴子一樣。也到廣州中醫藥大學找過李〇〇院長看了三十九次，同樣無效。結果，我們一星期的藥就痊癒了，老太太跑到診間激動的說她要去登全張的報面報紙感謝，我連忙制止，因為現在一診都接近四百人了，再登報紙肯定病人會看不完。

不過這個病例不是吳茱萸湯，而是用柴胡桂枝湯，其中桂枝湯調和營衛、小柴胡湯疏通三焦，再加川芎、荊芥二味。因為老太太很孤單，一有機會就聊天聊個不停，所以我又加了秦艽與鉤藤，安定情緒，舒緩情緒。一星期的藥就把四十多年的頭痛治好了，直到現在沒有再復發。

她還把在大陸廣州中醫藥大學的病歷帶著，我才知道在大陸病歷由病患自己隨身帶著。不像台灣病歷都由醫院管理，一旦有醫療糾紛打官司，病歷就不見了，吃虧的大部分是病患。

吳茱萸湯也可以治療嘔吐，有位籃球國手，冬天逆著強風點香煙，大吸第一口煙，結果開始呃逆，我沒有用旋覆代赭石湯，因為我很清楚這是寒氣為病，吳茱萸湯也有降逆作用，再合芍藥甘草湯加減，服一包藥就好了。

我也用吳茱萸湯治過膽結石，有一位湖北人金先生，有九粒膽結石，整個膽囊腫大下墜，壓迫得胸脅苦悶，我用吳茱萸加雞內金、川楝子、木香、鬱金、延胡索，如此即使結石沒化掉，也會減少疼痛相安無事。但是金先生到台糖買了一罐麥芽糖，倒了半罐到藥裡，還是覺得吳茱萸很難吃，很辣。

又有一位考試委員的老岳母，八十多歲的林

陳老太太，也是常常膽結石疼痛發作，我也是用上述處方，但搭配四逆散，老太太一直到九十歲都很平穩。四逆散可以疏肝氣，其組成有柴胡、枳實，又有芍藥、甘草，枳實有理氣疏通的作用，芍藥、甘草有緩和疼痛的作用。

吳茱萸湯原方我較少用，但我卻也天天在用吳茱萸湯。因為《金匱要略》婦科有一個處方溫經湯，溫經湯中有吳茱萸湯中的吳茱萸、人參、生薑，就是沒有大棗而已。

溫經湯十二味藥，但是包括了四個處方的架構。四物湯去熟地，桂枝湯去大棗，麥門冬湯去大棗、粳米，吳茱萸湯去大棗，再加阿膠、牡丹皮，就是溫經湯了。

所以，溫經湯可以治嘔吐、止痛。如果有瘀症，有當歸、川芎、丹皮、桂枝可以化瘀，因此湯是一個面面俱到的處方。在婦科學中，月經過多、月經不來、不孕症等都可以使用溫經湯。在婦中使用溫經湯的機會很多。

我們有很多不孕症的病患，最近有一對結婚十一年不孕的病患，初診之後兩個月不到就證實懷孕了。另一對是台大生化所的教授，最近已經生寶寶了。

在中醫婦科中最常使用的方子有：加味逍遙散、逍遙散、當歸芍藥散、桂枝茯苓丸、溫經湯。另外，《金匱要略》婦科還有甘麥大棗湯也是常用處方。

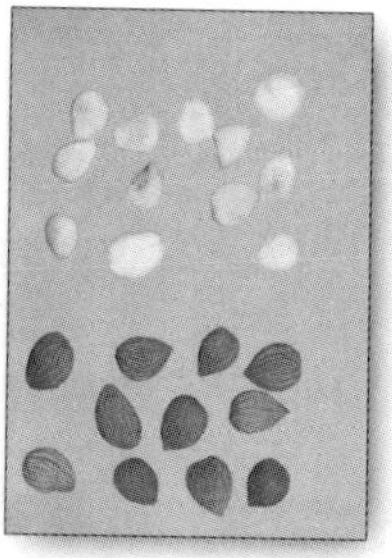

26 杏仁

杏仁屬薔薇科植物，含有氫氰酸的成分。杏仁有化痰、止咳、解除氣管痙攣、降逆、潤肺的效用，因此麻黃湯就是運用到杏仁化痰、止咳、鬆弛氣管降逆的作用，達到治療氣喘的效果。所以麻黃湯、麻杏甘石湯中都有杏仁。

杏仁在麻黃湯、麻杏甘石湯、大青龍湯中使用到。我們可以在第18方開始的麻黃湯系列看到。大青龍湯其實也是麻黃湯與桂枝湯的合方（去芍藥加石膏）。另外第21、22方的桂麻各半湯、桂二麻一湯也是麻黃湯與桂枝湯的合方。接著是第26方的麻杏甘石湯，第27方的麻黃連軺赤小豆方。這些方都有用到杏仁。此外，第95方麻子仁丸、第48方大陷胸丸也用杏仁。

杏仁入肺經氣分，可以作用在呼吸系統。在古代老祖宗就知道，杏仁作用在肺，而桃仁作用在大腸。杏仁與桃仁同樣都是薔薇科植物，但杏仁作用在肺經氣分，而桃仁作用在大腸血分。

在臨床上很多呼吸系統有問題的病患，大便都不通暢，這就印證了《內經》提到的「肺與大腸相表裡」，所以治療便祕不一定都要用大黃劑，可以加入潤肺的藥，例如杏仁可以開肺氣又能潤腸，就能改善便祕。臨床上我用清燥救肺湯治療呼吸道疾病，又可改善便祕。因為清燥救肺湯可以潤肺，又有阿膠滋陰補血潤滑，效果很好。

千萬不要長期用通便瀉下劑，因為用久了會有耐藥性。臨床上我看過一個病患，住在松江路的一位七十九歲的老太太，便祕，由一顆西藥軟便劑吃到十二顆，越吃越重，最後吃十二顆也解不出來了。

仲景治喘症的時候會用到杏仁，例如第5方桂枝加厚朴杏仁湯。麻黃湯、大青龍湯、麻杏甘石湯都有治療喘症的作用。而在腸胃系統方面的處方如麻子仁丸，就是利用杏仁開肺的作用、滋潤的作用，來幫助滑腸、潤腸。

藥物學上有一句話：「凡仁皆潤。」只要是種子、種仁類的藥物都有滋潤的作用。例如杏仁、桃仁、郁李仁、酸棗仁、柏子仁等，這些都有滋潤、潤腸效果。因此臨床上我治療便祕不太使用大黃劑。

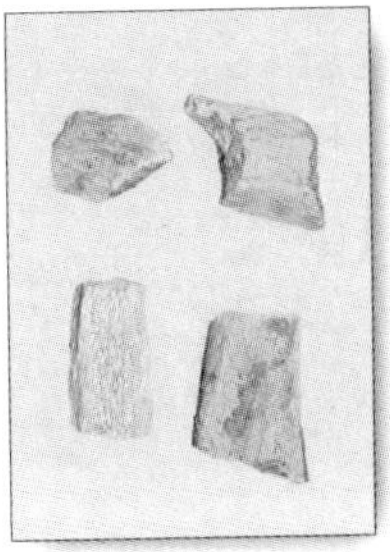

27 牡蠣 龍骨

牡蠣含磷、鈣成分。傷寒是一種熱性病，發熱就會消耗身體內的水份，微量元素流失，造成電解質不平衡的狀況，使用龍骨、牡蠣可以補充磷、鈣微量元素，平衡電解質，平衡酸鹼的功效。

牡蠣為生長在海中生物的殼，性味鹹寒，所以除了有解熱作用外，還可安定熱性病所出現的痙攣現象。

龍骨是動物的化石，除了有鎮靜作用外，還可以斂汗。在《傷寒論》中用到龍骨、牡蠣的一共有三個方。桂枝去芍藥加龍牡救逆湯、柴胡龍骨蠣湯，另外一個處方沒有用龍骨，即是「大病差後，從腰以下有水氣者，牡蠣澤瀉散主之」的牡蠣澤瀉散，用牡蠣來利水。

龍骨、牡蠣對精神官能症有很好的療效，有鎮靜安神的作用，在所有的文獻中都談到，介類有很好的潛陽作用，潛陽的意思是指有安定大腦皮層的效果。

28 芒硝

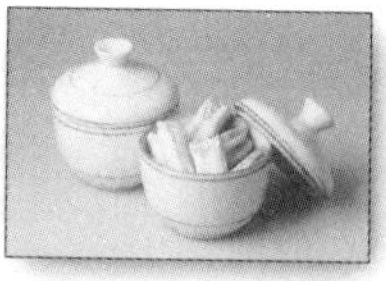

芒硝，簡單的說就是鹽類瀉劑，主要含硫酸鈉的鹽類。大承氣湯中用到芒硝，因為要先用芒硝來軟化大便，所謂鹹能軟堅，再利用大黃刺激腸道蠕動，加上厚朴、枳實行氣推動，這樣大便就會排出。芒硝是用來軟化大便的。

芒硝是鹽類，可以軟化糞便。調胃承氣湯、大承氣湯、柴胡加芒硝湯，就是運用芒硝先軟化大便，所在第35、37、38、40方這些承氣湯系列都含有芒硝。就像鹽類瀉劑一樣先把糞便軟化，然後透過厚朴、枳實行氣推動，再透過大黃刺激腸道蠕動，大便就可順暢排出。

但承氣湯系列也不是每個病人吃後都會拉肚子。有一位應姓老先生，個性很急，一天不大便就緊張，曾經服用過承氣湯再加大黃三克，仍然無動於衷。還有一位陳姓小姐在○○醫院看診的，她非常的瘦，體重不會超過四十五公斤，還在減肥，服防風通聖散與大柴胡湯合方仍不能大便。

另外，民間有人認為眼睛紅絲是有火氣，把芒硝用水稀釋來洗眼睛，然後就可以使眼睛復明。在眼科學中，把大部分眼疾的病因當成「火」、「火氣」，芒硝可以瀉火，所以聽起來好像有些道理，但是老實講，芒硝不會這麼神奇。

在煎劑中芒硝不和藥材一起煎，而是放在碗中，等其他藥煎好後，熱藥湯倒入碗中沖，芒硝就溶在藥湯中了。現在都用濃縮科學中藥，很容易潮解溶化。

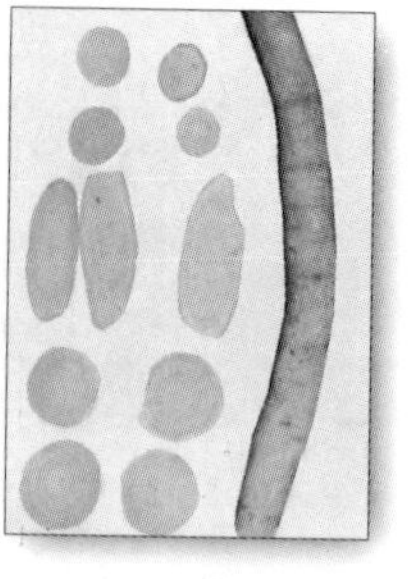

29 芍藥

芍藥屬毛茛科植物，與牡丹同科。不過芍藥是多年生草本植物，牡丹是小灌木，小灌木長得比較高。現在台灣溪頭有種植，芍藥、牡丹都有，二者的花與葉很相似。最佳的觀賞期在青年節左右，盛開時非常的漂亮，可以媲美杭州。

芍藥有止痛與肌肉鬆弛劑的藥效，所以感冒時產生身疼腰痛、頭項強痛時可以透過桂枝湯中的芍藥，產生鬆弛肌肉的效果，項背自然就不僵硬。有些病人項部僵硬，造成兩臂也會痲，痠痛，此時可使用桂枝湯、葛根湯，這兩個處方中都有芍藥。所以在桂枝湯系列中，幾乎都少不了芍藥。

芍藥用其根部，有活血化瘀效果。在桂枝湯中，搭配甘草，可以鬆弛肌肉神經、解除僵硬感而達到止痛效果。另外芍藥性味酸寒，可以制衡桂枝的辛溫，控制發汗不會太過，發汗恰到好處。尤其太陽膀胱經受到風邪寒邪之後，由頸椎到背部脊椎督脈兩旁的肌肉整個繃得很緊時，使用桂枝湯效果相當顯著。如果再加上葛根，效果更加理想。因為葛根也有鬆弛肌肉的效果，所以在項強拘急、頸痛背痛時可以使用葛根湯。

葛根湯中又有麻黃，可以發散風寒又可以有止痛效果，所以用葛根湯的機會會比用桂枝湯的機會多一些。因此葛根湯可算是我最常使用的處方之一。

另外在大柴胡湯與麻子仁丸、芍藥甘草湯中也出現了芍藥。

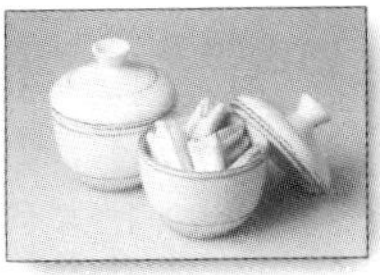

30 豆豉 香豆豉

豆豉是豆科植物黑豆經過發酵。豆豉是用黑豆發酵釀造而成的，一般我們吃的蔭豆豉、黑豆豉是加入鹽巴的，而藥用的豆豉不加鹽巴，稱之為淡豆豉、香豆豉。

經發酵之後，豆豉也有發汗的作用。在方劑學上用豆豉的處方，在葛洪（葛稚川、葛仙翁）《肘後方》有一個很有名的方子：蔥豉湯（現在我們在書店中看得到的《備急肘後方》，是經過陶弘景先生整理定稿的）。蔥豉湯只有二味藥：蔥與豆豉，不論寒熱虛實的表證都可以使用這個處方。

用蔥和豆豉兩味藥一起煮水喝，能夠興奮交感神經發汗，可治療風寒輕症，味道很香，又可以補充營養素。蔥是百合科植物，我們切蔥的時候有黏黏的汁，含有植物蛋白，又有揮發精油，有時候切蔥時會流眼淚，就是因為有揮發精油。所以鼻塞、鼻子不通，聞蔥的味道就通了。另外豆豉也含有植物性蛋白質與脂肪，也可補充營養。

豆豉的原料黑豆富含植物性蛋白質與植物性脂肪，有很高的營養價值；蔥也含豐富的蛋白質。另外，蔥有揮發精油的成分，會使人流眼淚，所以如果淚囊阻塞的病患聞到精油的味道，淚囊就通了。外感頭重、惡寒鼻塞、打噴嚏也可透過精油發表的效果，達到驅除風邪、寒邪的作用。

而且這二味藥的營養成分很高，可以補充體力。所以不論風邪、寒邪、頭重惡寒、打噴嚏、鼻塞、鼻水，都可以用蔥與豆豉煮一煮喝湯，喝完後身體會有微微的熱感，症狀馬上可以得到緩解。

豆豉是仲景用來催吐用的藥物，在《傷寒論》的催吐劑中，都會用香豆豉。其中催吐效果較大的（第106方）瓜蒂散，與較輕的梔子豉湯系列都用到。由第43方開始的梔子豉湯、梔子甘草豉湯、梔子生薑豉湯，這幾個方都有用到豆豉，另外106方的瓜蒂散中有香豆豉。

仲景在治病時，如果胸膈有痰，要純靠吃藥化掉，有時效果比較慢，就會採用催吐法把痰直接吐掉。但是催吐也是會傷害身體的，此刻就要加入豆豉，豆豉也算是五穀雜糧的一種，對腸胃有保護作用。

在第106方瓜蒂散中，用瓜蒂、梔子、香豆豉。瓜蒂要用苦的瓜蒂，就像有時候吃到大黃瓜、小黃瓜的蒂頭很苦，不能用甜的。梔子也是苦寒的。而豆豉還有保護腸胃的效果。

另外，第43、44、45、50、51方這些梔子系列的方都用到豆豉。

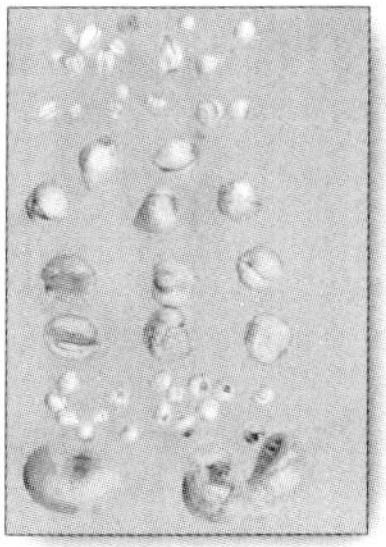

31 貝母

貝母在《傷寒論》中只出現在第103方的三物白散一方中。貝母為百合科植物，和天冬、麥門、百合同科，都有化痰、養肺的作用。

有一位八十多歲的大陸老中醫劉渡舟先生來台灣訪問過。他小時候曾經因為太過疲累，又卒冒風寒，於是得了肺病，看遍所有的醫師都看不好。最後一位王醫師開了二味藥，一味貝母、一味白果，只這二味藥就把肺病治好了。白果是公孫樹科的植物，是一味收濇劑。如果頻尿，多尿就可以使用。多咳也可以用白果斂咳。

其實我覺得單用一味貝母就可以治肺病。我們中醫界有位中醫曾經為蔣經國總統看病，蔣先生感冒咳嗽有痰，他用冰糖，把梨心挖掉，放入貝母，燉來吃。這個方法就算治不好病也吃不出問題來，可以立於不敗之地。但是由此也可看出宮廷御醫有時為了自保，開出一些不痛不癢的方子，不寒不燥，治不好病也吃不死人，層次水準不是很高，像常提到的龜苓膏也是這樣子的處方。

貝母因產地不同，有很多種類。生產在四川稱為川貝母，生產在浙江稱浙貝母。浙貝母顆粒較大，川貝母顆粒很小，其中圓圓小小的像珍珠的叫做「珠貝」。川貝的產量比較少，其價位始終居高不下，價格很貴，但藥效是不是比較好，並沒有正式研究統計。現在去買川貝母，如果顏色雪白，要特別小心，很可能經過漂白，太雪白的川貝最好不要買。川貝真正的顏色是米黃色。

浙貝母在浙江的象山群島產量最多，所以有些醫師開處方就寫成「象貝母」，象貝母就是浙貝母的一種，顆粒比較大。

台灣也有產「土貝母」，但是土貝母都用在外用藥，一般不作內服藥。

貝母富含皂素，可以溶解痰核，所以要「散結」時可使用貝母、浙貝母。因此治療頸部、腋下淋巴結節時，可用浙貝母、天花粉來散結節。

三物白散中就是透過貝母與桔梗來化痰，利用巴豆把痰飲由大便道排出體外。但是巴豆畢竟是強烈的瀉下劑。巴豆為大戟科植物，與十棗湯中的甘遂、大戟同科。大戟科植物富含生物鹼成分，有毒性。大戟科中唯一沒有毒性的是茄冬樹，茄冬樹又稱「重陽木」，在台北市愛國西路、杭州南路可以看到。

巴豆有強烈的瀉下作用，而且有腐蝕作用，如果把巴豆放在嘴中，不用多久嘴巴就會潰爛，吃到肚子中則腸胃黏膜會潰爛，所以巴豆要先製成巴豆霜，作用比較不強烈。我從來沒用過三物白散，就是因為巴豆毒性太強烈。但是我們把貝母與桔梗拿出來用，在呼吸系統的疾病中有痰的，經常使用貝母與桔梗。

貝母是一味很好的化痰藥，痰化掉了，自然咳嗽會減輕。另外貝母有散結效果，對於淋巴結節等疾病可以使用。

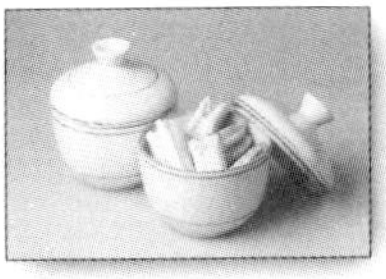

32 赤小豆

赤小豆在麻黃連軺赤小豆湯中使用。另外在《金匱要略》中有幾個方子用到。在催吐劑瓜蒂散（第27方）中也使用到。

赤小豆有利水作用，屬於豆科植物，例如綠豆、黑豆也有些利水作用。現在的紅豆大約一斤五十多元，而赤小豆一斤要一百多元，所以有些藥房用紅豆代替。紅豆雖然也利水作用，但效果不如赤小豆良好、明顯。

在《金匱要略》第三章〈百合、狐惑、陰陽毒病篇〉中，用有赤小豆當歸散。在第十二章

〈驚、悸、吐、衄、下血、胸滿、瘀血病篇〉中也用到赤小豆當歸散，用赤小豆當歸散治療「近血」，用黃土湯治療「遠血」。「近血」就是直腸肛門，痔瘡出血；「遠血」就是胃出血。一般如果是出血是鮮紅的，就是比較大的血管出血。如果是微細血管破裂，可能大便就像柏油的顏色一樣，黑黑的焦黏的。

赤小豆當歸散服完後，要喝大麥粥，就是服用法。可是現代那有人照古法服用？是不是因為如此所以藥效變差。像桂枝湯，服及後要啜熱稀飯一碗，現在沒有人做到。甚至喝完熱稀飯還要「溫覆一時許」，「溫覆」就是要蓋棉被休息，「一時許」，一時是兩個小時，「一時許」就大約三個小時，現在好像也沒人這樣做了。所以現在吃藥治不好病，有時候也不能全怪醫師不好。可能藥材品質不好，也可能是煎藥不會煎，或者是服藥後的護理工作不確實，種種原因。

赤小豆在麻黃連軺赤小豆湯中做為利水劑，在瓜蒂散中做為催吐劑。仲景在瓜蒂散催吐劑中，用大豆發酵成的豆豉與赤小豆來保護腸胃，五穀雜糧都有保護腸胃的作用。

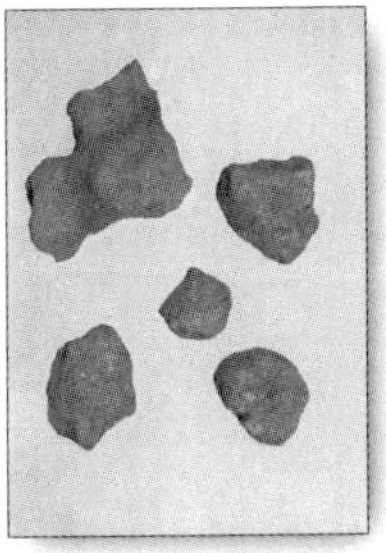

33 赤石脂

赤石脂出現在赤石脂禹餘糧湯中。赤石脂是鐵的氧化物，一方面有重鎮安定作用，一方面可以補充鐵質，另一方面有收濇作用。

透過鎮定與收濇的作用，可以對腸道系統發揮作用。一般腹瀉，只要不是細菌病毒感染所引起的，都可以藉助它對腸黏膜產生鎮靜及收濇的作用，發揮其功效。我經常把腹瀉分成兩大類：一是有病蓋頭的「痢」，一是沒有病蓋頭的「利」；前者需用殺菌或抗病毒的藥物，如黃芩、黃連、黃柏等，而後者則用健運脾胃的藥物，如山藥、白朮、薏苡仁等，是截然不同的。

34 知母

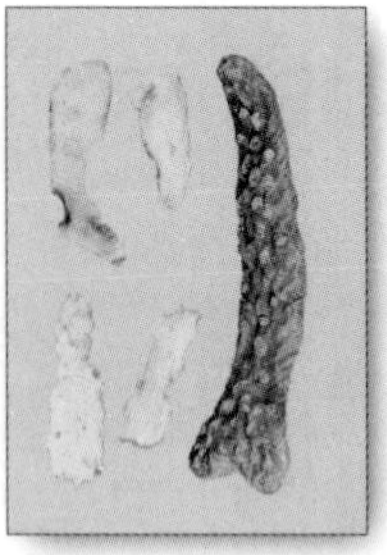

知母屬百合科植物，泡在水中會黏黏滑滑的。有滋陰潤燥的作用，所以也有潤腸通便的效用，因此如果有腸胃虛寒、腹瀉的病人，知母不可用太多。百合科植物還包括百合、天門冬、麥門冬、蔥。

知母有清熱的作用。知母與石膏搭配在一起就是白虎湯的主要架構，清熱效果特別好。在發高燒時，體內水份蒸散變多，這時候通常會用石膏劑清熱降溫，石膏可以補充鈣等微量元素，維持體內電解質平衡。石膏與知母搭配，清熱降溫效果更顯著。

同時因為身體水份的蒸散流失，腸管中水份減少，往往會引起便祕。此時知母滋潤腸道、滑腸的作用也會使大便順暢。所以在臨床上，經常腹瀉的病人，用知母時要特別的注意。藥物學有提到「知母，苦寒傷胃而滑腸，多服令人瀉」。也不是全部不能用，但要注意劑量，少量使用。

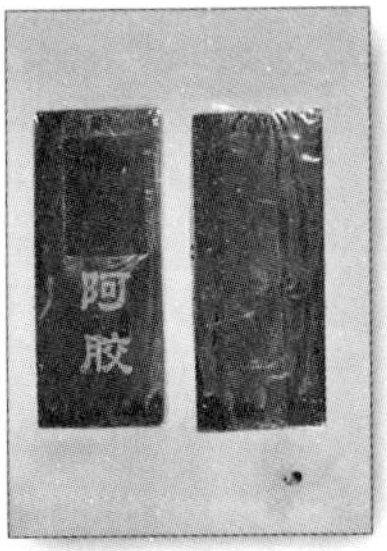

35 阿膠

用到阿膠的處方有炙甘草湯、豬苓湯、黃連阿膠湯。豬苓湯在〈陽明篇〉中出現過，但在〈少陰篇〉中，豬苓湯、黃連阿膠湯是一個對比。在條文287與290條中豬苓湯與黃連阿膠湯做比較，兩個處方都可以治療失眠。

在第287條文中豬苓湯還可以治療下利腹瀉，因為豬苓湯中有茯苓、豬苓、澤瀉可利濕，把水份由小便帶出，自然腸管水份減少，不會再腹瀉。而第290條的黃連阿膠湯，組成有黃連、阿膠、雞子黃、黃芩、芍藥，是一些滋陰與清熱的藥，所以對於陰虛陽亢引起睡眠障礙的病患很適用。

炙甘草湯中也用阿膠，傷寒方中甘草劑量最重的就是炙甘草湯，其中的阿膠有滋陰補血、造血的作用。因此對於心血不足、心律不整的病患，炙甘草湯可以增加血量，供應充足之血液給心臟，脈象自然就規律正常了。

所以阿膠劑是補充血液、增加血球、改善血小板很好的藥。我們臨床上有很多病例，血色素、紅血球、血小板偏低，我們只要用阿膠與雞血藤，能使血色素、血小板很快升高。阿膠與雞血藤一方面直接增加血色素、紅血球，同時促進骨髓造血機能，這才是真正的治本，而不是一直靠輸血、輸血小板，剛輸血時正常，沒有多久血色素又降下來。我們用阿膠與雞血藤，可以使血色素增加而且持續穩定。

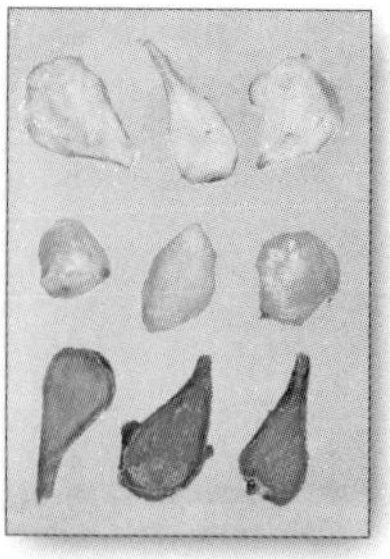

36 附子

附子屬於毛茛科植物。具強心作用，有毒性。同一植物但是不同部位有不同的藥名，包括烏頭、天雄、側子、烏喙、附子。很多人會用烏頭、天雄，因為比較便宜，但我從沒用過烏頭、天雄，我都使用附子。

附子有毒性，但是經過加熱四十分鐘至一小時，可破壞其毒性，而保有強心溫經的作用。

在《傷寒論》中「四逆輩」的方子中大概都有附子，如四逆湯、白通湯、通脈四逆湯、真武湯、附子湯都有用到附子。在《傷寒論》中有含附子的方劑，我們稱為「四逆輩」。

《傷寒論》中有太陽病、陽明病、少陽病，我們稱之「三陽病」。三陽病通常病邪較盛，同時我們人體的正氣未虛，對抗病邪的能力仍強。一旦繼續演變到太陰病、少陰病、厥陰病，身體的正氣已虛，對抗病邪的力量減低，同時病邪的力量已消退下來，病邪不像三陽病那樣強。所以在「三陽病」的階段，我們的治法是想辦法驅除病邪為主；而在「三陰病」的階段，我們的治法就以溫陽扶正氣為主。因此到了三陰病的階段，尤其四肢厥冷、下利、心臟衰竭的時候，就會用到附子。

在真武湯、四逆湯、白通湯、通脈四逆湯中都用到附子。附子有強心作用，還有回陽、溫陽、恢復正氣的作用，在三陰階段，附子是很重要的藥物。

當然在三陽病的階段也有用到附子。在三陽病階段出汗太多，造成心臟衰竭時，會虛脫、休克，就要用四逆湯來挽救病人。

附子有回陽的功能，這就是指強心溫經的作用。我們有很多病例，有一位蔡先生每分鐘心跳只有四十下，服了四逆湯後，心跳慢慢增加到每分鐘六十多次。另外像心臟二、三尖瓣脫垂，室中膈缺損，會有胸悶、絞痛現象，我們都可考慮用四逆湯。

附子可強心，在平時可以使用，危急重症也可以使用。

有位余小姐來看診時，面色蒼白，汗珠如黃豆大，心跳只剩三十六跳，相當危急。我們使用四逆湯合生脈飲，刺激人中與足三里，經過十多分鐘，胸部如大石壓迫的感覺就舒緩了，面色也漸漸紅潤。另外汐止有位劉先生，原本奄奄一息，有氣無力，準備要到醫院住院，服過藥後，生龍活虎開口罵人，他太太很熱心，一次就多帶八位病人來。

附子有毒性，很多人不敢服用四逆湯，其實附子經過炮製毒性就減低了。四逆湯中又有甘草在緩和附子，所以不要太害怕使用四逆湯。

中研院分子物理研究所的王唯工教授，做脈學研究，自己服四逆湯後，十五分鐘、三十分鐘後就用脈波儀測脈，來觀察脈象，肯定服四逆湯後脈象會增強。王教授同時也做過生脈飲與小建中湯的脈波研究。

附子有強心作用，另外有止痛效果。用附子時常會與芍藥一起使用。因為芍藥酸寒，可以制衡附子的燥熱。附子是大熱的藥。二味藥一熱一寒，協同一起之後止痛效果很好，在臨床上有很多處方有這一組藥對，例如：芍藥甘草附子湯、桂枝芍藥知母湯，另外烏頭湯是烏頭配芍藥，和附子是一樣效果的，尤其《金匱要略》中的「歷節病」，就類似現代的類風性關節炎或尿酸痛風節。

如果是寒證，手足冰冷，心臟無力，血液到不了血管末梢，就可以使用附子。所以附子劑是危症時用來救命的。

由第68方至第77方的四逆湯系列，都用到附子。另外第85、86方、第94方烏梅丸這些方也用到附子。

在傷寒方中用生附子劑量最大的是附子湯，用生附子二枚。其他的處方用一枚。第68方的四逆湯用生附子一枚。在台灣的中藥店很少看到生的附子，都是熟附子居多。熟附子劑量最大的是第12方桂枝附子湯，用熟附子三枚。

而第68方四逆湯與第69方通脈四逆湯，組成一樣，但通脈四逆湯的乾薑用到三兩，而四逆湯的乾薑只用一兩半。

大陸有位名中醫顏德馨先生，一出手習慣用小青龍湯中再加附子。我曾經在台北市中醫公會的研討會建議他：如果不辨證就用小青龍湯加附子，小青龍湯原本就是熱性藥，再加上大熱的附子，運用在痰黃黏稠的熱症病人身上是非常不恰當的。

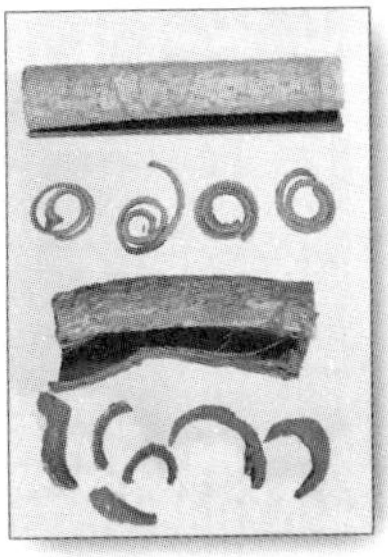

37 厚朴

厚朴屬木蘭科植物。厚朴出現在承氣湯類的處方中，在大承氣湯、小承氣湯中有使用，由第36、37方大小承氣湯，再加上小承氣湯變化出來的痲子仁丸。

大承氣湯與小承氣湯中有厚朴，厚朴可消除腸胃發脹。厚朴加大黃、枳實就是小承氣湯，再加芒硝就變成大承氣湯。

厚朴有溫中、消脹、降逆氣的作用。在後代最有名的方子就是平胃散。厚朴可以消除腸胃腹腔的脹氣，腹腔的脹氣消了，胸腔自然也比較沒有壓迫感。所以有些治氣喘的方子會用厚朴、杏仁。

仲景在《傷寒論・太陽篇》中有個方「桂枝加厚朴杏仁湯」，就是用厚朴加杏仁來治療喘症，如果是因為感冒引起的喘症，可以用這個方子。厚朴配杏仁，一方面能降逆，一方面可定喘，所以有些類型的氣喘可以使用桂枝加厚朴杏仁湯。

長庚兒童醫院院長謝貴雄教授，在國科會生物處擔任處長時，曾經做過三年的氣喘長期研究計劃。民國八十二年第一階段計劃，選擇三個類型的氣喘病，使用三種不同的處方。腎虛型的用六味地黃丸，脾虛型用參苓白朮散，脾虛兼腎虛型用四君子湯加五味子與補骨脂。此研究成果在八十四年於韓國漢城第八屆國際東洋醫學大會發表，引起各國重視。

第二年的實驗用生脈飲加冬蟲夏草，實驗結果也出爐了。第三年由我提供「桂枝加厚朴杏仁湯」做實驗方劑，並且實際用中醫辨證論治的方法篩選病患。不過這些的實驗成果尚未出爐，謝教授已不幸往生。

臨床上用傳統的辨證分型來治氣喘，可以獲得不錯療效。

木蘭科的味道都不好，木蘭科中還有辛夷，辛夷的味道很難吃，不過有很多醫師喜歡用辛夷散治鼻病，但我很不喜歡辛夷的味道，也從來沒有用過這辛夷一味藥。

厚朴的味道也不好，一定要遵照古時的炮製法，否則會有一股很特殊的味道。在炮製學上特別提到厚朴要去粗皮，再來要用薑汁炒過。現在的藥商很少如此炮製，去粗皮加薑汁後成本一定提高，所以藥商不願意照古法製作。不過我們診所自己做的平胃散中，厚朴一定照古法炮製，因此我們診所的平胃散很香很好吃。

厚朴從樹上切下來時，會形成一圈一圈捲起來，不好去粗皮。所以都要和藥商說好，先去粗皮，然後用生薑打汁來炒。

第90方厚朴生薑半夏甘草人參湯，這個方子出現在〈太陰篇〉中，「發汗後，腹脹滿者，厚朴生薑半夏甘草人參湯主之」，這個方子可說是平胃散的前身。李東垣先生創平胃散一方相當實用，腹脹、腹瀉、呃酸、脾胃有濕，甚至婦科的濕證如白帶分泌物多，都可使用。同時可與其他方搭配。如小柴胡湯與平胃散就合稱為柴平湯，小柴胡湯可疏通三焦，搭配平胃散後，柴平湯就可治肝膽腸胃方面的疾病。

平胃散也可以與五苓散搭配，稱為胃苓湯，五苓散中，茯苓、豬苓、澤瀉有利水作用，再加上白朮與平胃散中的蒼朮有燥濕的效果，合在一起對於水瀉有很好的療效。

夏天很多人喜歡用香薷飲治療中暑，這是錯誤的用法，香薷飲的組成香薷、白扁豆，尤其熱性的厚朴，是用來治療「傷暑」，不是「中暑」的。

中暑要用涼藥，例如白虎加人參湯等，有知母、石膏清熱，有人參可以生津止湯，益氣強心。「傷暑」才是用香薷飲，所謂「傷暑」就是夏天貪涼，吹冷氣，吃很多冷飲，所謂「受暑納涼」引起想吐但吐不出來，想拉但拉不出來，用香薷清暑，用白扁豆健脾胃，用厚朴溫中降逆。

很多執業很久的醫師仍然用香薷飲治中暑犯這種錯誤，在此特別提出。

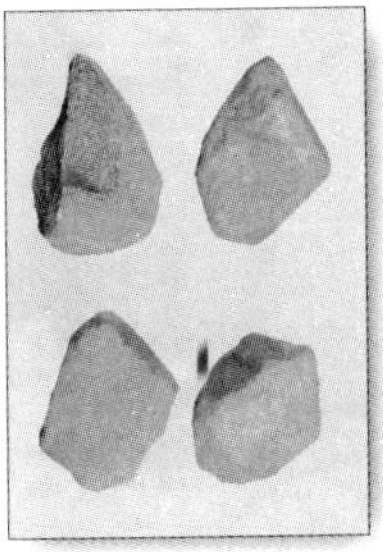

38 禹餘糧

禹餘糧出現在第109方赤石脂禹餘糧湯，是治療腹瀉的處方，出現在〈太陽中篇〉第100條條文，服了理中湯之後，反而拉肚子拉得更厲害。一般而言用理中湯治療下利是合理的，可是這個條文說明有時下利的原因不在於中焦，而是在於下焦腸管，因為腸管黏膜太滑動了，所以理中湯沒有作用。

臨床上我看過一例，由民國三十八年拉肚子，一直到八十二，拉了四十幾年，這位病人是在台東關山義診時看到。在羅斯福路這裡看過一位吳〇〇先生由民國五十三年拉肚子到八十六年，這位吳老先生把當年醫師開過的處方都保留起來，實在很有心。我用胃苓湯加五味子、肉豆蔻、補骨脂、山藥，這個加減法有四神丸的架構，但是因為吳茱萸很難吃，因此用山藥取代。第一診服藥後腹瀉就減少，大約來了六診次，原本一天拉六次就不拉了。

赤石脂、禹餘糧都是礦石的藥物，有重鎮、鎮定的效用；再則礦石類打碎成粉，會吸附在腸黏膜上，就像很光滑的地板原本很滑，人都站不住，如果在地板上灑上砂子的話，地面就不會太光滑。因為赤石脂、禹餘糧都有收濇的作用，礦石類質重有鎮靜作用，所以可以澀腸止瀉。

但是仲景先生在此條文後又加上一段話，服了赤石脂禹餘糧湯後，「復利不止者，當利其小便」。這說明了病人腸管中一定充滿水份，所以縱使撒上砂子，還是會被水沖掉，還是會腹瀉。此時要改用利尿劑「當利其小便」，沒有提到用什麼處方，但我們可以選的利水藥很多，例如茯苓、豬苓、澤瀉、車前子、白通草等，把水份由小便道排出，相對的大便道的水份就減少，這樣就不會拉肚子了。

這種治法相當高明，不像現在很多醫師一見到腹瀉馬上用止瀉劑，結果隔天肚子脹起來大便解不出來，反而更痛苦。

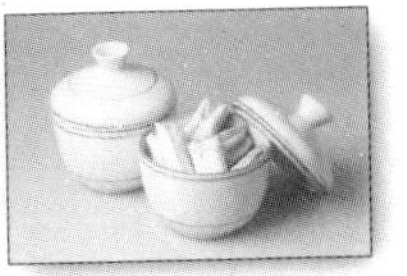

39 苦酒

苦酒就是好醋，指黑醋，或叫鎮江醋，到餐廳吃魚翅加的紅醋也是。在烏梅丸中用到，另外第115方苦酒湯中用到。黑醋、紅醋是好醋，稱為「苦酒」；白醋則比較差，稱為「白酒」。

苦酒湯可以治療喉嚨痛、喉嚨腫，說不出話來，苦酒湯中有雞蛋白、半夏。先把雞蛋黃除去，剩下蛋白在蛋殼中，半夏沾苦酒後放入蛋白中，再把蛋放在刀環上烤一下，然後含嗽在口中。半夏是天南星科，會刺激黏膜，就像我們把生的芋頭含在口中，不用多久喉嚨就會紅腫，因為芋頭也是天南星科。所以用蛋白做保護。然後要加熱，這樣半夏的毒性刺激就破壞減少。

至於烏梅丸，是用醋先泡烏梅，然後將烏梅的肉做成藥丸。

40 枳實（枳殼）

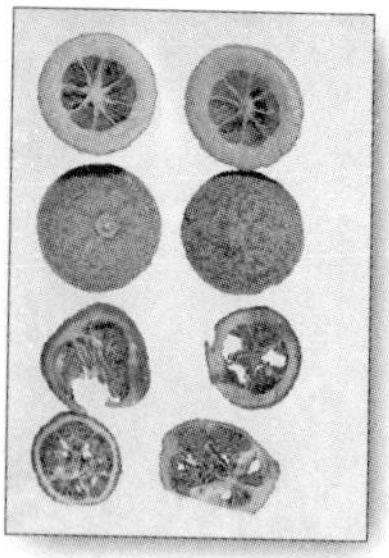

枳實和枳殼，仲景在《傷寒論》只用到枳實，沒用到枳殼。枳實屬芸香科植物，與橘子、柳丁、柚子、葡萄柚、檸檬同科。我們在剝橘子皮的時候，是不是手上會有些油，這就是揮發精油，這些精油有強心作用。

仲景先生在大承氣湯、小承氣湯中都用到枳實。再配合大黃刺激腸子，用厚朴、枳實行氣推動，如此配合共同作用把糞便排出體外。另外在大柴胡湯、麻子仁丸也有枳實，可見枳實有理氣行氣、推動腸子蠕動的作用。在《金匱要略》第九章〈胸痺、心痛、短氣篇〉中，用到好幾次枳實，這表示枳實有強心作用。

由以上可知，枳實有理氣行氣作用、有強心作用。也可以搭配其他藥物達到排除糞便的效果。

枳實是花剛謝，果實剛結出來，小小的果實就是枳實。等到果實長大，比乒乓球大一點的時候採下來，然後剖開或切條狀就是枳殼。如果再讓果實繼續長大，到中秋節後才摘採，就比橘子大一點，可以供在神案上拜拜。

芸香科還有橘子、柳丁、陳皮、青皮、橘皮、柚子、葡萄柚。我們剝橘子、柚子時，雙手都會油油的，就是含有精油。這些精油有強心作用，有行氣、破氣的作用。陳皮因為放得比較久，所以叫做「陳皮」，它的精油大部分揮發掉了，作用比較緩和。如果是剛曬乾的叫

「橘皮」，精油比較多，作用就較強烈一點。而枳殼、枳實的作用比陳皮、橘皮強。

用陳皮、橘皮、橘紅其作用較偏向行氣。如果作用要再強烈一點，要有行氣、破氣、推動力，就要用枳殼、枳實了。到後代的張潔古的《珍珠囊藥性賦》，就提到「開胸利膈，用枳殼、桔梗」，因為枳殼的精油有強心作用，血液送到呼吸系統的量增加，肺部交換氣體的作用增加，胸腔心肺功能都變好，自然胸悶、呼吸不暢的感覺就消失了；一方面又透過桔梗的皂素，把呼吸管中的痰化掉，加上枳殼的強心舒氣，自然可以使胸悶緩解下來。

枳實在承氣湯系列中用到，在第36、37方小承氣湯、大承氣湯中用到。用枳實行氣推動的力量來搭厚朴。另外，95方麻仁丸是小承氣變化方，可以排到承氣系列來，麻仁丸也用到枳實。此外，在第50、51方枳實梔子豉湯、枳實梔子豉加大黃湯，第53方大柴胡湯中也用到枳實。

在《金匱要略》第九章〈胸痹、心痛、短氣篇〉，與第十章腹滿部分，也有一些處方用到枳實。

一般而言，用枳實是因為其行氣的作用、推動的作用，芸香科的植物大都有這個作用。

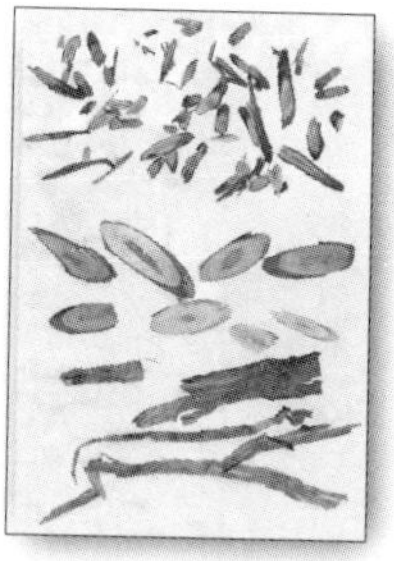

41 桂枝

桂枝是樟科植物，凡樟科植物都有揮發精油。桂枝有桂皮醛，可以擴張血管，有強心作用，能興奮動脈血管、興奮交感神經，而達到發汗的目的；另外，也有芳香健胃的效果。在台北市仁愛路、敦化南路那些樟樹也是樟科，另外烏藥也是樟科的。不過天台烏藥與衡州烏藥不同科屬。

桂枝最主要的成分就是桂皮醛，是一種芳香的揮發精油，是一味芳香健胃劑，也是一味強心劑。如果是由樹幹剝下來較粗大的樹皮，就是「肉桂」，薄一點的樹皮是「桂皮」，嫩枝就是桂枝了。

代表的方劑就是桂枝湯。《傷寒論》中有桂枝的方子大約有五十幾方。如果《傷寒論》加《金匱》合起來，有桂枝的方子大約有七十方。我曾經歸納分類過，把這些桂枝系列處方分為十大類，包括有強心作用，治療氣上衝作用、利尿作用、活血化瘀作用等。如果要進一步了解，在我的《自己開藥方》下冊中有詳細的敘述。桂枝湯變出來的方子很多，不局限在歸納的十幾方中。像青龍湯、葛根湯也可以算是桂枝湯變方。

仲景先生的第一方就是桂枝湯，桂枝湯可以說是仲景群方之冠。桂枝湯可以調和營衛，營衛調和了，自然也可調和氣血；營衛氣血都調和了，身體自然百病消除。所以不要小看只有五味藥的桂枝湯。

桂枝湯中，桂枝可強心，也是一味芳香健胃藥。其中有芍藥（毛茛科），含有安息香酸等成分，搭配桂枝，可以鬆弛肌肉神經，達到止痛效果。桂枝與生薑可以健胃，有些人食欲不佳，噁心反胃，用薑煮一些湯喝就可以恢復。生薑也可幫助發汗，不過主要的是生薑的健胃作用，使感冒風寒的人不會食慾不振、胃口不開，能夠飲食正常營養充足，自然就有足夠的抗病力。又有大棗這種高營養的藥物。

對於腸胃型的感冒，因為感冒而腸胃不適，食慾不振的，可以用桂枝湯。服了桂枝湯後仍有食慾，吃得下食物，體力自然充沛，就有力氣對抗病邪。不會像西藥感冒藥，越吃食慾越差，越吃越昏昏沉沉的。

桂枝湯中，桂枝三兩，芍藥三兩，甘草三兩，生薑三兩，只有大棗用十二枚。五味藥是奇數，但總和劑量是偶數。所以桂枝湯是「奇方」，也可以算是「偶方」。

我每天都在使用桂枝湯系列。很多人就叫我「張桂枝先生」。像台南有一位孫○○老先生，每次打電話來都要找「張桂枝」，我家裡的人都告訴他打錯電話了，後來我就交代，找「張桂枝」就是找我的啦！

桂枝湯與桂枝湯的變方，由第1到第17方，都是桂枝系列。

其實廣義一點來說，麻黃湯、青龍湯、桂麻各半湯、桂二麻一湯、桂二越一湯、葛根湯、葛根加半夏湯、桂枝加葛根湯、小建中湯等，也可以說是桂枝湯變方。還有許多方劑也是與桂枝湯有關。

桂枝湯是調和營衛、解肌發汗的第一方。使

用範圍相當廣泛，由〈太陽上篇〉第3條條文開始，到最後〈霍亂篇〉大多出現過桂枝湯。在〈霍亂篇〉中，治霍亂「熱多欲飲水者」用五苓散，「寒多不用水者」用理中丸。如果上吐下瀉、嚴重脫水、手足冷、心臟快衰竭時，就用四逆湯或四逆加人參湯。等到上吐下瀉緩解，出現全身痠痛，「身痛不休者」的時候就使用桂枝湯調和營衛。可知在《傷寒論》中，桂枝湯使用範圍相當廣泛。

而在《金匱要略・虛勞篇》中，有桂枝加龍骨牡蠣湯、小建中湯、黃耆建中湯。《金匱要略》中有很多章節也用到桂枝湯與其變方。我們統計《傷寒》、《金匱》中一共有七十多個方與桂枝湯有關。可看出仲景對桂枝湯的重視，才會稱桂枝湯為調和營衛、解肌發汗的第一方。

在肝膽病黃疸時，常用到的是茵陳五苓散，有利水退黃的效果，這運用到茯苓、白朮淡參利濕的效果，同時「見肝之病，知肝傳脾，當先實脾」，運用茯苓、白朮健脾胃的效果。

而健脾胃的四君子湯中也用到了茯苓、白朮這二味藥。

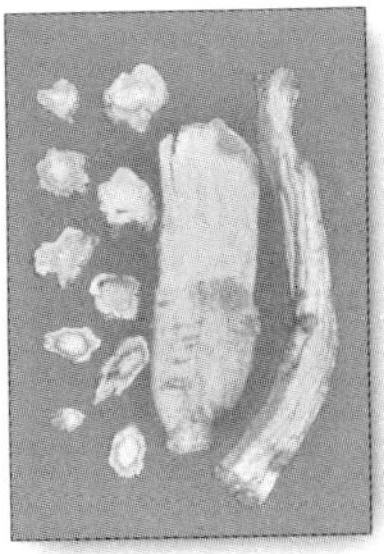

42 桔梗

桔梗為桔梗科植物，花很漂亮。在藥物學中有很多桔梗科的，例如沙參、黨參都是。

桔梗富含皂素，可把呼吸管道中的痰化掉，如此就能緩和氣管的痙攣，也就不會咳、喘、氣上逆了。

在〈少陰篇〉中有一個處方叫「桔梗湯」，就只有桔梗、甘草兩味藥。少陰病，咽痛者，先用甘草湯，如果效果不大，再用桔梗湯，就是透過桔梗的皂素，把痰化掉。因此後代所有治療咳嗽、呼吸疾病的處方，可說都是由仲景先生的桔梗湯變化出來的，桔梗湯在第81方，桔梗、甘草二味藥，或稱之為甘桔湯。

除了桔梗湯之外，在第103方三物白散中也含有桔梗，三物白散用巴豆峻烈大熱配合桔梗與貝母清除寒痰。

另外《金匱要略》也有一些方子有桔梗，不過《金匱要略》把甘草、桔梗叫做甘桔湯。後代很多治療呼吸道的方劑，都是由此方變化出來的。臨床上輕症的咽嚨痛，用桔梗湯效果不錯。

在《傷寒論》中除了這二個方，在第69方的通脈四逆湯的加減法中，有「咽痛者加桔梗」的加減法。通脈四逆湯有幾個加減法：面色赤者加蔥九莖、脈不出者加人參、咽痛者加桔梗等。基於仲景先生這個加減法，後代的醫家治療咽痛時都會在處方中加入桔梗。

但在張潔古先生的《珍珠囊藥性賦》中，對於咽痛，特別推崇牛蒡子與荊芥二藥。荊芥與薄荷一樣同屬唇形科植物，牛蒡子則屬菊科植物。

另外，桔梗科的沙參作用在呼吸系統，可以「養肺陰」。因此，對乾咳症的病患常使用沙參，有潤肺滋潤的效果。至於黨參作用則偏重在補脾胃方面。黨參很甜，沙參、桔梗也不難吃。

43 柴胡

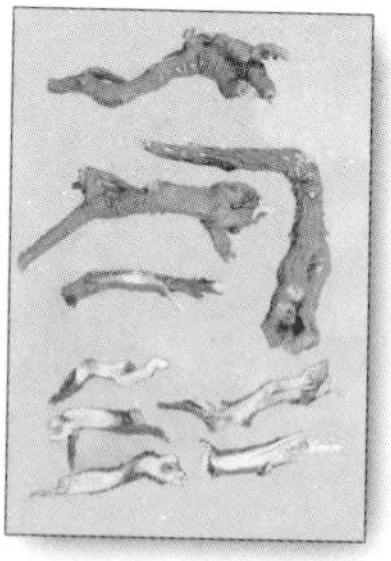

柴胡為繖形科植物。在傷寒方中，柴胡系列的方劑是一個大系列，代表方是小柴胡湯，柴胡系統在傷寒方中佔有相當重要的分量。仲景方中除了桂枝系列、梔子系列外，最多方的就是柴胡系列。

我們可由第52方開始看起，到第59方。第105方「四逆散」也是屬柴胡系列，因為劑型的關係才把四逆散編排到後面去。四逆散組成有柴胡、甘草，是由小柴胡湯變化出來的。第58、59方沒有柴胡，但是因為它們也是由小柴胡湯變化出來的，所以我把它們歸在柴胡系列中。例如第58方「黃芩湯」：黃芩、甘草、大棗，有四分之三的藥與小柴胡湯相同。第59方是黃芩湯加薑半，就更像小柴胡湯，再加人參、柴胡就是小柴胡湯了。

在熱性病的演變中，演變成肝膽病時，就可以考慮使用柴胡系列的方子。

至於大柴胡湯與小柴胡湯的比較：大柴胡湯證的病患較壯實，小柴胡湯證的病患較虛弱。

小柴胡湯七味藥，去人參、甘草後，變成五味藥，再加入枳實、芍藥、大黃，就變成大柴胡湯八味藥。這其中枳實、大黃就有承氣湯架構。枳實、大黃再加厚朴就是小承氣湯。這裡把厚朴改成芍藥。

有些人吃了大柴胡湯會拉肚子，因為裡面有大黃，不過因為其他藥的協調，大柴胡湯瀉下的作用不算峻烈。臨床上有些血壓高的病患，肚臍周圍緊繃感，便祕，下午時段兩顴潮紅，頭暈、頸項僵硬、手麻，屬於實證的，都可以使用大柴胡湯。

在少陽病，只有口苦咽乾目眩，但見一證，就可以用小柴胡湯，如果又有便祕，就可使用柴胡加芒硝湯或大柴胡湯。如果是少陽兼有太陽病的症狀，就可使用柴胡桂枝湯。

柴胡系列就是和解方。「和解」的效果很不可思議，最近有一次中午看診結束，大家煮米粉湯吃，結果有一位同仁吃了米粉湯後過敏，頭面部紅腫癢，我用了小柴胡湯加減，服藥後這位同仁頭面部的紅腫癢就消了。

另外有一位住在台北市寧波西街的國中生，每次感冒吃西藥眼睛就腫起來看不到東西，再回去西醫打一針，也要三天後腫才會消。後來眼睛再腫起來時，來找我看病，我用小柴胡湯為主方，再加連翹、茵陳、金銀花等，兩個小時腫脹就消了。

另外一例，電子工廠老闆吳先生，有一次帶員工參觀藥廠，藥廠每人送一包藥丸，吳先生回家吃藥丸後，頭面腫得像豬八戒一樣，嘴唇也腫脹翹起，連生殖器都腫脹，打電話找我求救。我問他家中有無黑豆、甘草、銀花，如果都沒有，就用綠豆。這些藥都有解毒效果，家中可以常備一些。第二天吳先生來門診，我也是以小柴胡湯為主方，因為生殖器也腫脹，所以要加牛膝、車前子引藥下行，服藥沒多久，嘴唇與生殖器的腫脹就消了。

「和解」法就是如此奧祕。小柴胡湯中沒有一味解毒的藥，只有黃芩一味，勉強有消炎作用。

我們身體兩側發生的疾病、症狀，都可以用柴胡系列治療。腦中風、大腦病變可以用柴胡龍牡湯；精神官能症、睡眠障礙等，也可使用柴胡龍牡湯；中耳炎、內耳炎、耳鳴、短暫失聰可使用小柴胡湯。

最近發現一個有趣的現象，有一些疾病平時少見，但一旦有人患病來看診，這一陣子相同的病例就很多。例如早上有一位病患兩側耳朵突發性耳聾，再隔幾號病人，又一位也患了單側突發性耳聾。

我看過很多突發性耳聾的病患，有一個觀察心得，這病多與情緒有關，這些病患易生氣、愛吵架。例如有一個郵局職員和同事吵了一架後，就患了突發性耳聾，已經七年。反省之後每天抄心經，警惕自己。我覺得因為一隻耳朵突發耳聾，改變了自己暴躁的習性，換來家庭的和樂，其實也不是太壞，所謂「失之東隅，收之桑榆」。

有一位江小姐，三十四歲，好幾年前就患了白血球過少的血癌，白血球只有七百多，住在○○醫院，反覆發高燒，我去看診，用一次藥白血球就升高到四千三百多，不久就出院了。不過我警告她不要太累，不要上班，否則會很危險。這病患很不聽話，在住院期間就偷跑出去上班，果然不久又復發了，住在○○醫院一個多月，反覆地發燒、退燒，一天吃八顆類固醇，之後加重一天十二顆。來看診時身體胖得像豬一樣。我用白虎加參湯合小柴胡湯加減，因為反覆地發燒退燒，又燒又退，這就是「往來寒熱」，往來寒熱首選方就是小柴胡湯，再搭配白虎加參湯，再加玄參、蘆根、地骨皮。

另一位吳姓病患，民國十二年生，台大醫科畢業，為西醫小兒科醫生，在新竹開業，發燒四個多月不退，到○○醫院住院，做過所有檢查，都找不出原因。我用小柴胡湯合七味白朮散，吃兩三包藥之後就退燒了。結果吳醫師一出院，斷然的把小兒科診所關了，只留下一所高中校醫的職務。

另外口角歪斜也可使用小柴胡湯，我們有很多病例，有位莊○○小妹妹，口角歪斜，吃藥後已經痊癒。另外有位謝先生右側口角歪斜，針灸一個多月，還是感覺緊繃。我用小柴胡湯加秦艽、鉤藤，謝先生只吃兩包就告訴我緊繃感緩解了。小柴胡湯作用在兩側，另一方面鉤藤、秦艽有抗痙攣的作用。因為口角歪斜是一邊肌肉有力，一邊沒有力，有力的一邊把沒有力的一邊拉過去，所以我們一放鬆，兩邊就平衡了。

鉤藤為茜草科植物，與紫草、茜草同科，都有活血化瘀作用。秦艽屬龍膽草科植物，入肝經，所以也可以治肝病，而肝主筋有抗痙攣作用。

口角歪斜可以服藥，配合針灸，甚至古代的文獻有些要貼敷鱔魚血。

另外，腋窩下、脖子兩旁的淋巴節結，也可用小柴胡湯，當然要再加軟堅散結的藥，如天花粉、淅貝母、牡蠣。體積小的叫「結」，體積大的叫腫塊，如果又大又硬的腫塊就要加入潰堅的藥，如穿山甲。在許多年前，我就想要進口大量的穿山甲以前一斤三百多元。到八十六年已經漲到一斤一千五百元（目前因保育觀念穿山甲已禁止使用）。

總之，身體兩側的由頭到腳問題都可以用小柴胡湯，包括兩耳、兩嘴角、兩側頸部、兩腋下、兩肋脇、肋間神經痛，都可以使用。甚至兩鼠蹊部，包括婦科生理期來時鼠蹊與骨盆疼痛，影響髖關節與腳疼痛不能動，我們也可用小柴胡湯加牛膝、木瓜、丹參、薏仁。

柴胡屬繖形科植物，與當歸、藁本、防風、羌活、川芎、獨活是同一科的。日常生活蔬菜中的芹菜，芫荽（香菜）也是繖形科植物。這一科的植物有特殊的芳香味道。有些人就不喜歡芹菜、香菜的味道，尤其藁本的味道很多人不喜歡。

高木村先生就發現台灣也有台灣種的柴胡，因此命名為「高氏柴胡」。柴胡在大陸有北柴胡、南柴胡，日本有山島柴胡。我們的高氏柴胡含有皂苷成分比日本山島柴胡、大陸北柴胡還高。農業試驗所有一陣子想大量培植，但是沒有成功。

44 桃仁

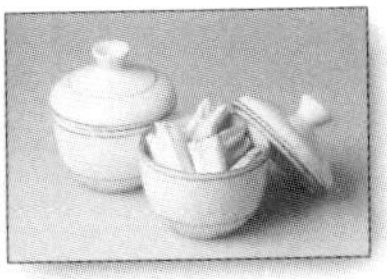

桃子、李子、杏仁、蘋果、梨子、枇杷都是薔薇科植物。薔薇科植物幾乎都是收濇劑，尤其還沒成熟時都是酸澀的。

桃仁與杏仁都是薔薇科，但是作用的部位不同。桃仁作用在大腸血分，所以潤腸丸、桃核承氣湯用桃仁作用在大腸血分。杏仁作用在肺經氣分，所以咳嗽、喘，尤其是喘，仲景先生幾乎都用到杏仁，例如麻黃湯、麻杏甘石湯、桂枝加厚朴杏仁湯等，都是治療喘的。

桃仁、杏仁同屬薔薇科但作用部位不同，這不是拿動物實驗就可以了解的。老鼠會告訴你吃了桃仁、杏仁後的感覺嗎？這是人活生生的實驗經驗累積出來的。所以有些西醫根本沒念過中醫、不懂中醫，就一天到晚不准病人吃中藥，惡行惡狀的，所以我曾經告訴過長庚醫院院長特助，一個層級頗高的行政人員，告訴他一些中醫遇到的阻礙、瓶頸，希望會有幫助。

桃仁在第39方桃核承氣湯、抵當湯、抵當丸湯中用到，有活血化瘀的作用。桃核與桃仁是相同的一味藥。敲開桃核，裡面就是桃仁，硬硬的桃核殼是不用的，用裡面的桃仁。桃核承氣湯、抵當湯丸給後代醫家在活血化瘀的治法上做了啟發，後代醫家陸陸續續創了一些活血化瘀方，其中把活血化瘀治法發揮得淋漓盡致的醫家，首推清代王勳臣清任先生。

王清任先生著有《醫林改錯》一書，在《醫

林改錯》中他創出幾個非常有名的處方，針對心臟血管方面的處方是血府逐瘀湯，針對全身痠痛是身痛逐瘀湯，針對橫膈膜與肋間神經痛是膈下逐瘀湯，針對肚臍下部位有瘀血的是少腹逐瘀湯，針對半身不遂的是補陽還五湯。

王清任先生已經很仔細的區分證型，創造出不同之處方，例如血府逐瘀湯，「血府」就是《內經》說的「脈為血府」，所以血府逐瘀湯肯定作用在心臟血管方面。因此一定要仔細辨證後細選處方。最近我發現很多醫師動不動就開血府逐瘀湯，也不區分部位，肚子痛、胸痛、全身痠痛都用血府逐瘀湯，這種用法違背了王清任先生的立方精神。例如肚臍以下痛就該用少腹逐瘀湯而非血府逐瘀湯。有時候看到這些醫師開方，心裡實在很難受。

王清任先生的學術思想中心在活血化瘀，幾乎每個方都會用到桃仁、紅花，認為人體很多疾病都與心臟血管血液循環有關，只要把瘀血化掉，很多疾病就會改善。我認為王先生的學說有點以偏蓋全，人的疾病病因除了瘀之外，還有風、暑、寒、濕等。

尤其他的補陽還五湯在民間流傳最廣，民間到處都有人抄寫。不過民間的方子中會再亂加藥物，臨床看診時經常會有病患拿藥單來問，有的藥單亂加藥，變得面目全非。而且這個處方也不能隨便亂吃。

補陽還五湯方中重用黃耆，用黃耆四兩。以前黃耆很貴，一斤一千八百元，光是黃耆四兩就要四、五百元；現在比較便宜，四兩黃耆大約一百元，其他的當歸、川芎、地龍都比較便宜。

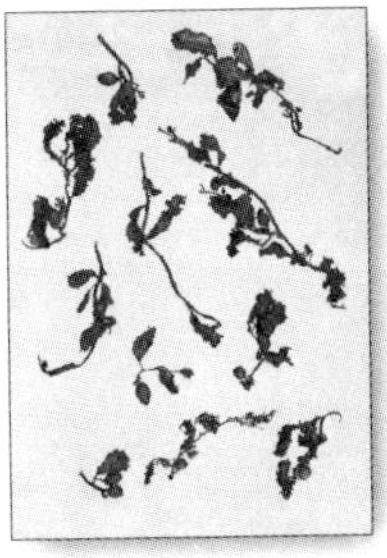

45 海藻

海藻、海帶、昆布都長在海中，都有「鹹能軟堅」的作用，所以我經常提倡要多吃海中的動植物，因為可以軟化腫塊，就可以預防腫瘤。所以要常燉海帶湯來吃。

在傷寒方中，只有第107方的牡蠣澤瀉散有海藻。牡蠣澤瀉湯出現在〈差後、勞復、食復、陰陽易病篇〉中，其條文「大病差後，從腰以下有水氣者，牡蠣澤瀉散主之」，這是說在大病緩解之後，出現腰部以下有水氣的症狀，臨床上特別是在內外腳踝，按壓下去有凹陷的現象。此時可以用牡蠣澤瀉散。有些病人在感冒之後，會出現尿蛋白、尿毒、腎病變、水腫的現象，也會「腰以下有水氣」。

牡蠣澤瀉散中的澤瀉、商陸是利水藥，葶藶子是瀉肺水的藥，在臨床上常常遇到水腫的病人，單純用西藥利尿劑，一開始水氣好像消得頗快，但漸漸地越用利尿劑反而越水腫，水氣一直排不出去。這是因為造成水腫的原因不單單只是腎臟的問題。

在中醫的觀念裡，水腫與腎、心、脾、肺都有關聯。因為肺屬金，金生水，「肺為水之上源，通調水道，下輸膀胱」，所以有時候我們加入肺的藥，也可以達到治療水腫的效果。另外加入強心劑，增加血液循環，也可以消除水腫。所以明朝宮廷御醫李中梓先生提出水腫與肺、脾、腎三藏有關聯，但是我們在臨床觀察中發現，水腫與心臟血液循環也有關聯，所以可以視狀況加入強心劑，這也就是真武湯可以治療水腫的原因。

海藻、昆布、海帶都有鹹能軟堅的效果，我經常提倡要多攝取這類的食物。海裡的動物、植物、礦物都有鹹能軟堅的作用，可以軟化我們體內的腫塊，及早消彌腫塊於無形，自然身體產生腫瘤病變的機率就降低，所以平時可以多吃一些海帶、海苔。

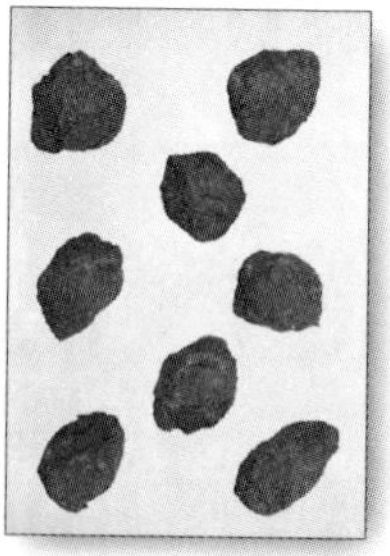

46 烏梅

烏梅屬薔薇科植物，味酸，有收濇作用。所以烏梅丸可以治療長期腹瀉、久痢。烏梅丸中有「苦酒」，就是醋，烏梅要先泡在醋中，再把其他藥物和米飯混和，放在杵臼中杵一杵，再揉成藥丸。

烏梅出現在第94方烏梅丸。烏梅丸可以當殺蟲劑，可以殺蛔蟲、鉤蟲、蟯蟲。另外烏梅丸可以治腹瀉。烏梅丸中，黃連、黃柏有殺菌作用，細辛有麻醉作用，烏梅有酸收作用

在《傷寒論》中，組成藥物超過十味藥的處

方，只有第113方麻黃升麻湯，第57方柴胡龍骨牡蠣湯與第94方的烏梅丸，這三個方子組成藥物超過十味。

此外烏梅丸還可以治療腹瀉，尤其是拉肚子很多年沒有辦法改善的，可以考慮用烏梅丸治療。

在臨床上有兩個方可以治療「久痢」，一個就是烏梅丸，另一個方是「真人養臟湯」，但是真人養臟湯中有一味罌粟殼是禁藥，罌粟殼就是鴉片的原料，屬管制禁藥不能使用，所以真人養臟湯現在配不出全方。

烏梅有酸收作用，所以有些人要出國，在國外住一段時間，怕水土不服拉肚子，帶一些烏梅、酸梅泡茶喝，可以改善水土不服的腹瀉。不過如果是細菌病毒感染引起的腹瀉，光用烏梅可能就無效。

烏梅丸亦治久痢，不論是寒證的「利」，或是因細菌病毒感染引起的「痢」，都會有效。這是因為烏梅丸中有人參、乾薑——理中湯的架構。有烏梅、苦酒（醋）酸收作用，又有黃連黃柏抗病毒殺菌作用。

另外烏梅丸中有蜀椒，蜀椒就是花椒，因為產在四川，又叫川椒。冬天時有些家庭會做一些臘肉、香腸等，都會加入花椒，花椒有防腐的效果，在醃肉醃香腸的時候，放入花椒就不會發霉腐壞，不會滋生細菌。

烏梅丸以前有藥廠製作，不過因為製作過程很麻煩，最近就沒有藥廠要製作了。因為要先把烏梅泡醋，泡一個晚上，再把烏梅的肉分出來，再把其他藥材磨成粉。把烏梅、藥粉混合米飯在杵臼中，杵兩三千下，再捏成小丸，很麻煩。

47 秦皮

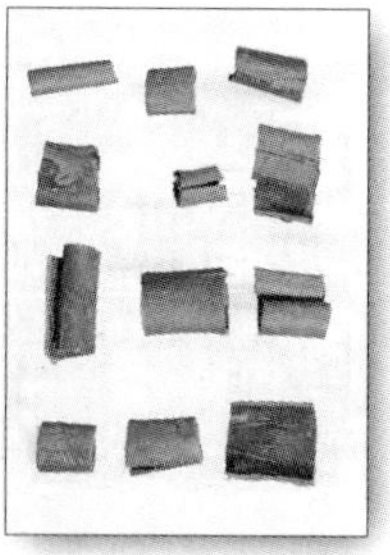

秦皮為木犀科植物。秦皮是收濇劑，可以止瀉。在藥物學中有一句話「秦皮有斷下之功」，就是指秦皮有止瀉的作用，是很好的止瀉劑。

秦皮只有第117方白頭翁湯中使用。秦皮是一個止瀉劑，白頭翁是解熱藥，再加上黃柏、黃連的消炎作用，組成白頭翁湯來治療「裡急後重」。

「裡急後重」，就是肚子在絞痛，一直想拉肚子，可是蹲在馬桶上又拉不出，肛門有下墜感，甚至肛門有灼熱感，此時就可使用白頭翁湯。如果肚子絞痛得很厲害，可以加芍藥甘草湯。如果大便不順暢，想拉但拉不出來，就叫做「滯下」，此時可以加入木香與檳榔。

一般治熱痢會用到第30方葛根芩連湯與白頭翁湯，這兩個處方的不同點在：葛根芩連湯治「協熱利」，協著太陽表熱而引發腸胃功能出現腹瀉的狀況。葛根芩連湯的症狀，脈象比較快而有力，甚至有喘症出現，特別是現代醫學講的細菌感染引起的腹瀉，用葛根芩連湯處理非常理想。包括腸病毒阿米巴菌、痢疾桿菌等引起的腹瀉。

而白頭翁湯的症狀出現了「滯下」、「裡急後重」的症狀。「滯」就不順暢的意思，「下」就是腹瀉。拉出來的糞便黏黏的，甚至肛門有灼熱、下墜的感覺。

我們可以事先準備好白頭翁湯，如果有這些症狀就服用。肚子絞痛得很厲害就加芍藥甘草湯合用。滯下的症狀嚴重就再加木香、檳榔，甚至滯下得更嚴重時可以再加一點大黃，這叫「通因通用」法。

48 茵陳蒿

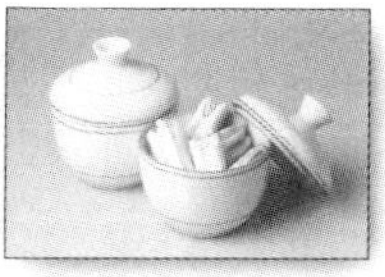

茵陳蒿，出現在第49方茵陳蒿湯中，茵陳蒿湯屬於梔子豉湯系列中。梔子系列是一個大系列，共有九個方。

茵陳蒿湯治療急性肝炎、急性黃疸，是一個非常有效的處方。對於肝指數、黃疸指數高得很離譜的，我常用茵陳蒿湯做基礎。

很多醫師喜歡用龍膽瀉肝湯，龍膽瀉肝湯的組成藥物比較多，主治症狀在肝經濕熱、肝經實熱，而且偏重在濕，當然黃疸病的病因大多是濕瘀熱鬱引起的。龍膽瀉肝湯中有澤瀉、木通、車前子，都是去濕藥，有龍膽草、黃芩、梔子大苦大寒藥可以瀉火清熱。不過這個處方要用在實證、熱證，不可以動不動就使用。

而茵陳蒿湯中，茵陳蒿、梔子、大黃都是寒性藥，可以清熱。茵陳蒿還有利尿的效果，大黃可以通便，如此膽色素便能由小便道與大便道排出體外，因此對治療猛暴型肝炎有不錯的效果。

有一位羅女士，到〇〇醫院西醫部掛急診，就立刻轉到加護病房，然後開出病危通知，並會診中醫部，於是中醫部內科主任鄭主任、中醫婦科主任程主任前去會診，但是沒有開出處方。羅女士的姪女羅小姐是〇〇醫院的護士，請我前往看診，我用茵陳蒿湯、茵陳五苓散的架構加冬瓜子、白茅根、黃水茄，一些利水的藥。最重要的藥應該是加了熊膽（已經列為禁藥），每次服藥配二分熊膽，一天吃二次。那時候熊膽還沒有列為禁藥，一錢熊膽大約一千二到一千八百元，一定要用真品，服藥兩三天就由加護病房轉到普通病房，不到一個月就出院了。羅女士是慈濟委員，出院後又跑去當義工。

這是一個漂亮的醫案，對於猛暴性肝炎、急性肝炎、急性黃疸，茵陳蒿湯都是很好用的處方。不要害怕大黃的瀉下，在緊急狀況下一定要用。

有一位詹老先生，自己用牛奶發酵，自製酵母乳，連續吃了五十天酵母乳後，患了肝病，肝腹水很嚴重，無法走路，只能坐輪椅。我用茵陳五苓散，茵陳蒿對肝膽有很好的作用，再合加味逍遙散，加上活血化瘀的丹參、鬱金，再加上軟堅散結的天花粉、浙貝母。沒有多久腹水就消了，也可以自己走路了。

有一位國語實小退休的蔣先生，他的兄弟是報社的社長，他曾經有兩三次肝指數飆到兩三千，幾乎要昏迷了，住在空軍總醫院，每次我都用茵陳蒿湯加減治療，都能化險為夷，可以說救了他兩三次命。有一次蔣先生頭面浮腫來看診，我用越婢加朮湯合茵陳五苓散，再加浮萍等藥，浮腫已經消退。

最近有一個病例，台中來的一位小姐，原本在台中〇〇醫學院看了很久，最近來看診，每一次看診完，肝膽指數都逐步下降，非常有信心，看了三次診，所有指數都漸漸正常，尤其是胎兒蛋白的指數。我用的也是茵陳系列、柴胡系列的處方。

茵陳蒿在肝膽病的治療上，都會使用到《傷寒論》中的茵陳蒿湯，在《金匱要略》第十六章〈黃疸病篇〉還有茵陳五苓散。單一味茵陳就有退黃效果。正常黃疸指數是一·二以下，指數太高就會發黃疸，最早的部位就是眼睛鞏膜、白眼球的地方會呈黃色，接著全身皮膚發黃，最後指甲也發黃。

如果小便的顏色像咖啡色、隔夜茶一樣時，肝指數大約在兩千以上，膽指數也升高了，此時皮膚會搔癢，解出來的大便呈灰白色，肝指數ＧＯＴ、ＧＰＴ也可能會超過兩千，就要趕快重用茵陳。

我最常使用的就是茵陳與白茅根二味藥，用一兩茵陳、二兩白茅根煮水當茶喝，代替其他飲料，茵陳本身有芳香，白茅根甜甜的，煮出來的味道還滿好的。降肝膽指數速度很快。

茵陳蒿與旋覆花一樣，也是菊科植物。我到社會大學講授生活中醫養生課程時，曾經提過菊科植物對人體肝臟方面有很好的效用。包括茵陳蒿、咸豐草、萵苣菜、A菜、茼蒿、牛蒡、艾葉、菊花都是菊科植物；另外蒼朮、白朮、川紅花、木香也是。因此我有一個構想，把相同科屬的藥物歸納整理出來，然後把其性味、功效、臨床常用方劑、藥物圖片編在一起，尤其是對養生保健常用的藥物。

另外，早期殺蟲劑用的除蟲菊也是菊科，所以菊科植物有殺蟲消毒的作用。蒲公英也是菊科植物，有解毒作用，尤其乳房有異常分泌、乳房腫塊、乳房腫瘤等乳房疾病，單用一味蒲公英就有療效。

最近有一位住內湖的吳太太，泌乳激素高到二百多，我們一星期的藥，泌乳素就降下來了（降到二十多）。西醫只會打針，沒有作用，而且會影響腦下垂體。我們只用一星期的藥就下降。

我思考的方向是：乳房屬足陽明胃經，乳頭屬足厥陰肝經，所以乳汁的分泌與胃經、肝經有關，因此選用加味逍遙散為主方，一定要加蒲公英，再加入香附、鬱金，最後臨門一腳的藥、重要的藥就是神麴。

在藥物學中提到神麴有回乳、退乳的作用。最近看了很多泌乳激素高的病人，沒有結婚、懷孕、生產也會分泌乳汁，就是因為泌乳激素很高。

一般回乳、退乳，常常使用炒大麥芽，也有效。不過吃炒大麥芽要適量，吃太多帖連乳房都會有乾癟現象。

如果要豐胸，也是由足陽明胃經、足厥陰肝經著手，要補肝血、健脾胃。高雄有一位六年級的小女生，一直眨眼睛，我用葛根湯加鉤藤、秦艽、木賊、茺蔚子，服藥後馬上就痊癒了。不過為了鞏固療效又多吃幾個星期，結果胸部豐滿得與體型不成比例。這是重用葛根的效果，所以我們可以選用七味白朮散就含有葛根，如果再合加味逍遙散一起使用，效果一定更好。因為七味白朮散健脾胃，而加味逍遙散補肝血。

所以，說有很多中醫方藥也可以應用在美容保養方面，就像我的美容方現在已經缺貨。

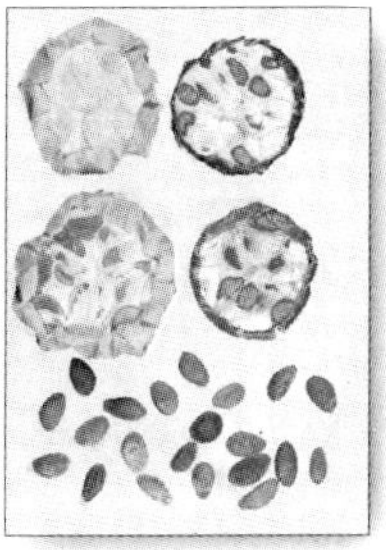

49 栝蔞實 栝蔞根

栝蔞是葫蘆科植物，根部叫天花粉、栝蔞根，結成果實就是栝蔞實。單純用果實皮就是栝蔞皮；剖開果實，單用果實種仁就稱為栝蔞仁。

栝蔞實出現在小陷胸湯中，有化痰、散結的作用。在《金匱要略》第九章〈胸痹篇〉中有栝蔞薤白白酒湯、栝蔞薤白半夏湯，對結胸與胸痹症狀有效果。

栝蔞也可寫成「瓜蔞」，因為它是屬於葫蘆科瓜果類的。栝蔞含有栝蔞素、葫蘆瓜素，在民國八十五、八十六年左右，國科學曾經撥款補助研究「栝蔞抑制AIDS的效果」，我們知道，大約一九八〇年開始有愛滋病的報導，經過這幾年研究愛滋病的病毒、傳染途徑、症狀等已經很清楚了，稱為「後天免疫不全症候群」，但是直到今天還是找不出藥，開發不出藥。不過這個研究發現，栝蔞對AIDS有些抑制作用。

所有葫蘆科藥物都可以治口渴，南瓜例外。南瓜也屬葫蘆科，但是其糖份、植物性蛋白、植物性脂肪很豐富，所以不拿來治口渴。不過南瓜子可以改善攝護腺肥大的症狀，也有預防作用。所以看電視可以嗑嗑南瓜子，不過白色殼的南瓜子有些有螢光劑，要小心挑選，最好選天然的。

另外要注意，瓜果種子類如果保存不當，容易油垢，產生黃麴毒素。

所有葫蘆科的植物、藥物，都有降血糖的作用，我經常用天花粉降血糖、治口渴，所以糖尿病的病患要多吃一些瓠瓜、絲瓜、苦瓜。煮苦瓜的時候，煮過苦瓜的水不要倒掉，可用來洗皮膚病。有位病患罹患皮膚病，發作的部分恰好接近手少陰心經一帶，用苦瓜水一直洗，發現效果不錯。

另外，楊玲玲教授研究發現，芭藥葉也有降血糖作用，芭藥是桃金孃科植物，無尾熊吃的尤加利樹和桉木也是桃金孃科的。

栝蔞根是栝蔞的根部，又名天花粉。栝蔞根在傷寒方中並未正式出現，屬於加減法、加減方中出現，在《傷寒論》中，只有口渴症狀出現的加減法，就是加栝蔞根。例如小青龍湯、小柴胡湯加減法中出現口渴症狀，就是加栝蔞根。

所以臨床上有口渴的症狀就可以使用天花粉與石斛。特別是糖尿病口渴，用天花粉、石斛除了治口渴，還可以降血糖。

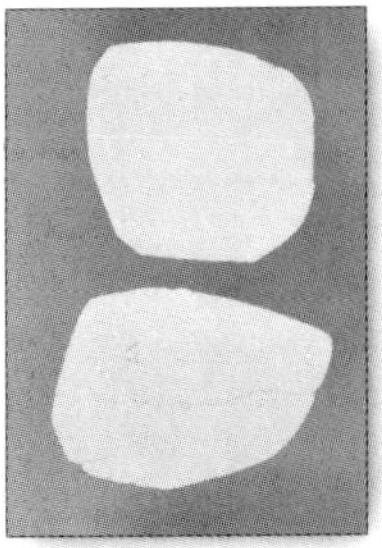

50 茯苓 豬苓

茯苓與豬苓都是菌類。豬苓長在楓樹下，茯苓長在松樹下。二者都屬於芝栭科的菌類。豬苓、茯苓、靈芝、冬蟲夏草、香菇、木耳，這些都是菌類，只是不同科屬。

在五苓散與豬苓湯中都用到茯苓與豬苓。豬苓只出現在五苓散與豬苓湯這二個方子中；茯苓的用途則更廣泛，像苓桂朮甘湯等方子都用到茯苓，桂枝去桂加茯白朮湯等也是。

茯苓並不是直接利水的藥。根據老祖宗的觀察經驗，在很多文獻記載「若欲下之，必先上之」。藥性要先上到大腦，然後再下行。就像我們在治療產婦乳水不足時，白通草和王不留行、穿山甲配合，就可以促進乳汁分泌，用白通草來促進乳汁分泌，也是藥性先上行到腦下垂體，然後促進泌乳激素分泌，再使乳汁分泌出來。這是長期由人體觀察來的經驗，不是用小白鼠做實驗來的。

茯苓、豬苓也是同樣的道理，「若欲下之，必先上之」。中醫有時候把這種機轉稱為「氣化」。老祖宗有提到，用茯苓、豬苓增加氣化作用，尿自然就容易排出。

靈芝也是菌類。近年來很多人把靈芝吹捧得好像可以治百病一樣的仙丹妙藥，這是不正確的。如果靈芝真的那麼神奇，大家都不必念醫學院，也不必蓋醫院、學校，直接蓋農場種靈芝就好了。

在慈禧太后的宮廷太醫院醫案中，有專家分析過，在所有醫案中，總共使用了七十味左右的藥，其中沒有使用過靈芝，統計使用頻率最多的藥是茯苓。老佛爺可能不喜歡運動，吃的食物又太精緻，於是經常便祕。太醫最常開的就是現在流行的龜苓膏，龜苓膏富含膠質，滑滑的能夠潤腸，一定會改善便祕的。不過龜苓膏好像不太便宜。

菌類又分菌絲體與子實體，靈芝這類藥在菌絲體階段採收最好，等到變子實體就開始角質化硬化了，藥效就不如菌絲體，所以菌絲體很貴，一公斤要兩三千元，如果變成子實體，其實藥效就沒有那樣好。尤其赤樟、牛樟，長在樟樹上的很貴，一斤有的要上百萬元。

菌類藥材，像靈芝、冬蟲夏草，這一類的藥材是可以增強免疫功能，但要誇大成可以治百病，我是不認同的，我們可以肯定靈芝能夠增強免疫功能，對肝病也有些作用，陽明大學有位李教授做一些文獻報告。不過我都沒有使用，有人送我三公斤靈芝，到現在還是擺在冰箱裡。

曾經有七家廠商前前後後找我幫他們推銷靈芝，一個月有二十幾萬元的利潤，我都沒有答應。因為我是臨床醫師，對自己開出去的處方要能掌握、評估。如果為了賺錢推銷病人吃靈芝，那病人到底是吃藥好的還是吃靈芝好的，沒有辦法評估。我看病這麼多年，不用靈芝，療效還是很好。

有人送了一瓶靈芝膠囊給我，說解酒效果很好。我一顆都沒吃，喝酒本來就是要醉，拚命喝了一大堆酒，然後再吃藥解酒，這種人不是笨蛋，就是浪費酒，浪費酒錢，也浪費藥。

最近有用人工種植靈芝，在瓶子中培養菌絲體，讓菌絲體繁殖，長到一定程度就採收，這樣最好。如果長到很大朵角質化了，效果就變差。菌絲體很貴，一公斤都好幾千元。靈芝如果長到很大朵，再劈成小片煮茶，其實效果不如在菌絲體時效果好。

冬蟲夏草更貴，在原產區大陸青海省，一公斤就要賣到三萬元人民幣，一公斤還不到二台斤，三萬元人民幣大約九萬元，這樣算一斤冬蟲夏草在原產地大約就要台幣四萬五千元左右，何況還要千里迢迢運到台灣來，怎麼可能一斤才賣你一萬五？所以這些商人才會在裡面塞鉛條，或用石蠶科植物地蠶假冒。所以千萬不要在外面亂買藥。

茯苓、豬苓並非真正的利尿劑。像車前子、木通、澤瀉……才是真正的利尿劑。茯苓、豬苓在藥物學上說它們是「淡滲」，增加氣化功能。它的作用也是先上行到腦部。所以尿量少可用茯苓、豬苓，尿量太多時一樣可以用茯苓、豬苓治療，這就是中醫說的雙向作用了，太過、不及都可以用之調節。五苓散就是如此。

同樣的，腎氣丸也是雙向作用。《金匱要略・虛勞篇》中，「虛勞腰痛，少腹拘急，小便不利者，八味腎氣圓主之」。在婦科學中，孕婦在妊娠後期，胎兒壓迫，造成小便尿不出來，也可以用腎氣丸。但在《金匱要略・消渴篇》中，「男子消渴，小便反多，以飲一斗，小便一斗，腎氣丸主之」。這是尿多也用腎氣丸。這就是雙向作用。

所以，如果是感冒發燒，影響到大腦控制小便的中樞，有的人一感冒就小便頻繁，有點像尿崩症；有的人一感冒卻是尿不出來，變成尿閉症。不論是產生尿崩症還是尿閉症，都可以用五苓散。

	相同	相異	使用時機
五苓散	茯苓、豬苓、澤瀉	白朮、桂	濕盛熱不盛
豬苓散	茯苓、豬苓、澤瀉	滑石、阿膠	濕盛熱亦盛

五苓散有白朮、桂，而豬苓湯是滑石與阿膠。白朮與桂是溫熱性的藥，而滑石清熱、阿膠滋陰，可以看出五苓散與豬苓湯的不同。所以「濕盛熱不盛」用五苓散，「濕盛熱盛」時用豬苓湯，豬苓湯在〈陽明篇〉才出現。

51 商陸

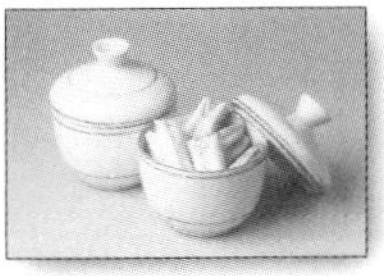

商陸有毒性，屬於商陸科植物，只有在第108方牡蠣澤瀉散中使用到。商陸與大戟、甘遂、芫花一樣，都是強烈的瀉下劑，有利尿、峻下的效果。在後代如疏鑿飲子等強烈利水方中也用到商陸。

由於這些藥的峻瀉作用，通常都不太使用，《傷寒論》方中用商陸的只有此方，我臨床數十年未用過這味藥，而且多年來抱持著一個理念，那就是「不求有功，但求無過」。況且利水的藥很多，未必一定要用到它。

52 旋覆花

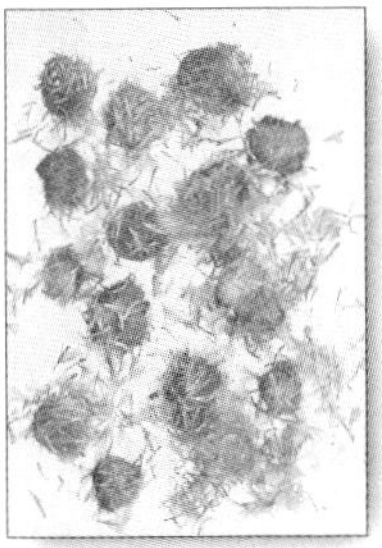

旋覆花屬菊科植物，前面提過旋覆代赭石湯，「心下痞鞕，噫氣不除」。「心下」是指胃，胃出現了痞鞕的症狀。這個「鞕」字很多文獻寫成「硬」，其實仲景用「鞕」是比較貼切的，因為「革」字旁，革指皮革，就像鼓面也是皮革，按下去很鞕但是有彈性的。如果寫成「石」字旁，就如石頭一樣，堅硬沒有彈性的。所以「鞕」比較正確。

「心下痞鞕」，胃有鞕塊的感覺，除了脹、滿、痞的感覺，嚴重一點就可以當成有腫塊、腫瘤，所以旋覆代赭石湯可用來治療胃腫瘤、胃癌，效果反應都不錯，因為胃癌的病患也經常有噯氣、打嗝、呃逆、腹脹、腹痛的現象。臨床上我們可以用旋覆代赭石湯，搭配四君子湯、五味異功散、六君子湯、七味白朮散、香砂六君子湯、參苓白朮散使用。而我最常與芍藥甘草湯搭配。

有一位台大電機系的吳孟杰，一位森林系的沈睦森是台大傳醫社的學員，曾上過我的課，也跟過我的診很久。吳孟杰在部隊當兵時，營區附近的民家有位老阿媽，胃癌開刀後一直打嗝，西醫解釋是胃、食道痙攣，用抗痙攣藥無效。結果吳孟杰配旋覆代赭石湯與芍藥甘草湯給老阿媽，服藥沒多久就不打嗝了。老阿媽稱他做「神醫」。（按：吳孟杰、沈睦森兩位，已於民國八十八、八十九年高中特考，兩位用張醫師處方治病，神奇療效，醫案頗多，請參閱《神奇仲景方100醫案經驗發表》一書）。

羅東一位林女士，曾經打嗝兩個星期，送到○○醫院打針吃藥無效，我們也是用旋覆代赭石湯合芍藥甘草湯治療，症狀改善很多。

如果是胃癌的話，我常使用○天製藥製造的「樂適舒」，又叫做「WTTC」，和旋覆代赭石湯搭配。樂適舒是日本人的方子，是○天製藥許鴻源博士還在的時候開發出來，其組成藥物很簡單，君藥是薏苡仁，再加紫藤瘤、菱角、訶子。其中薏苡仁、菱角還是經常可以吃到的食物。

樂適舒藥物中並無明顯的抗癌藥物，但是用樂適舒搭配旋覆代赭石湯、四君、六君、五味異功、七味白朮等方，對胃癌病人的反應相當好，相當神奇。最近有位胃癌病患任先生服用上述處方，感覺非常好。

除非病患有併發其他病症、感染、感冒、咳嗽要先處理，不然持續的使用，病患體重會增加，精神體力也好轉，而且抵抗力也會增強。臨床上我觀察發現，單用旋覆代赭石湯針對胃癌、直腸癌出現的症狀，就可以改善約百分之四十，如果再搭配樂適舒，效果更顯著。

在士林故宮附近至善園，有一位曾太太也是胃癌，在○○醫院看了十三個月，又在○○醫院看了好幾個月。體重變成二十多公斤，瘦得皮包骨，兩年多來只能吃流質食物。我用旋覆代赭石湯之後，她竟然主動要求想吃飯、吃稀飯，病患家屬很高興。

不過我反而不樂觀地告訴家屬要注意，可能是迴光返照。因為在〈厥陰篇〉中第320條條文「當不能食，今反能食者，恐為除中」，原本病人不能吃東西，突然主動要東西吃，醫學上叫做「除中」，仲景先生認為「除中」是死證，類似迴光返照的意思。所以我才告訴家屬不要寄望太高，太樂觀。早上通完電話，下午曾太太就往生了。

我看過的胃癌病人至少有幾十例，可惜早期的醫案都遺失了，現在有可恨又可愛的電腦可以儲存病例。

旋覆花屬菊科。在自然界中，大家可以觀察到，花朵經風一吹就散布得滿山滿谷，例如咸豐草、昭和草的花被風一吹，就散布得滿山滿谷，所以所有花類藥材都會有發散作用，唯獨旋覆花有降逆作用。

旋覆代赭石湯中，旋覆花有降逆作用，代赭石是礦石類有重鎮作用，另外有半夏也有降逆作用。一般把旋覆代赭石湯歸納在瀉心湯系列中，因為與生薑瀉心湯的組成很像。我們可以比較第64方與第67方，生薑瀉心湯八味藥，去黃芩、黃連、乾薑，再改為旋覆花、代赭石，就變成七味藥的旋覆代赭石湯。

而第63方的半夏瀉心湯，要與第52方小柴胡湯、第66方黃連湯比較。如果把黃連湯的黃連改為黃芩，桂枝改為柴胡，乾薑改為生薑後，就變成小柴胡湯。如果將黃連湯的桂枝改為黃芩，就會成半夏瀉心湯。用這種變化、比對的方式來了解方劑藥物組成，比較不容易忘記。這一百一十七方不用三十分鐘就可以背完。

旋覆代赭石湯中，旋覆花、代赭石、半夏都有降逆作用，所以可以治療氣逆咳嗽，讓氣不上逆，自然咳嗽就好了。半夏也是化痰藥，氣管中的痰化掉了，咳嗽也會減輕。在方劑學中有一個處方金沸草散，金沸草就是旋覆花的別名，金沸草散是二陳湯變化出來的方。

如果單由傷寒條文來討論，只有第101條條文「傷寒發汗、若吐、若下，解後，心下痞鞕，噫氣不除者，旋覆代赭石湯主之」這一條條文。在《金匱要略‧五臟風寒積聚篇》中，有一個旋覆花湯，其組成為旋覆花、蔥、新絳，「新絳」指一塊紅布，用來治療肝著病，「肝著，其人常欲蹈其胸上，先未苦時，但欲飲熱，旋覆花湯主之」。意思是說，肝著病的病患，因為肝氣著而不行，致使胸痞塞，於是喜歡搥搥胸，像按摩一樣，氣就會疏通，而在尚未胸痞塞以前，喜歡喝熱茶，就可以用旋覆花湯，因為蔥可以通氣。

另外《金匱要略‧婦人雜病篇》也用到旋覆花湯。蔥可以通氣，而新絳布入血分，但現在很難找到紅絳布了，而且如果布是尼龍做的，大概也不能用，要用純棉質的。紅絳布是用染料染的，古時候用紅花去染色，所以我們直接開紅花一錢分二包，或用科學中藥〇・五至一克即可。

「肝著病」由條文分析，應該是一種氣滯、鬱悶、鬱卒的毛病，使得胸腔有壓迫感、悶塞感，嚴重的話有痛感。

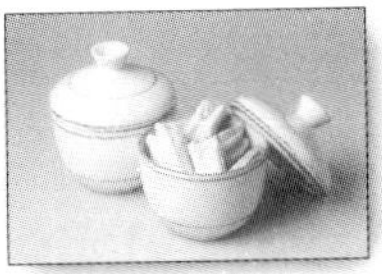

53 梓白皮

梓白皮在吳謙先生清朝乾隆年代就已經沒有這一味藥。梓白皮在麻黃連軺赤小豆湯第27方中使用。

梓白皮又叫生梓白皮，麻黃連軺赤小豆湯少這一味藥，我們還是可以使用此方。我們以用桑白皮取代之，因為桑白皮可以解熱，可以瀉肺，而肺主皮毛。我們以前介紹麻黃連軺赤小豆湯時就提過，麻黃連軺赤小豆可以治療皮膚病。

另外也有醫家主張用茵陳蒿來取代梓白皮，

因為麻黃連軺赤小豆湯是治療黃疸的方子，所以用治療黃疸的君藥茵陳蒿，如此退黃效果更好。

中國醫藥學院甘偉松教授、邱年永先生、台北高木村先生，多年來在台灣山區找到很多種《神農本草經》有記載而市面上找不到的藥。可惜的是甘偉松教授已經往生了。本來衛生署有一筆經費給他們做全台灣所有縣市的中草藥調查，已完成了十幾個縣市，還剩幾個。後來我到衛生署任職時，這項工作由我來實行，不過我已經退休了，現在不知道剩下的縣市調查完了沒有。我們也希望能到綠島、蘭嶼去調查當地的藥用植物，希望每一個縣市都有一本完整的記錄。如此不論在藥物資源分布與掌握都會有很大的幫助。

例如，高木村先生就發現台灣也有台灣種的柴胡，因此命名為「高氏柴胡」。柴胡在大陸有北柴胡、南柴胡，日本有山島柴胡。我們的高氏柴胡含有的皂苷成分比日本山島柴胡、大陸北柴胡還高。農業試驗所有一陣子想大量培植，但是沒有成功。

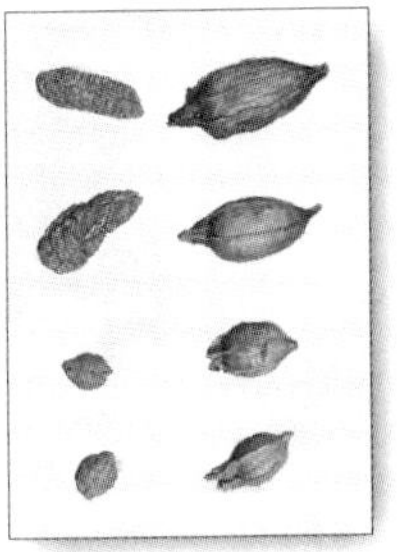

54 梔子

梔子屬茜草科，茜草科植物多多少少都有涼血、活血化瘀的作用。

梔子系列的處方由第43方到第51方，這九個方劑都有梔子。梔子是很好的消炎解熱藥，但其消炎的作用和黃連、黃柏又不太一樣，梔子作用較廣，人體的各器官有發炎現象都可以用梔子，尤其是肝膽方面的炎症。

梔子花很香，有位建國中學的教官竟然能在台北新店一帶找到梔子開花而且結果的，印象中台北的梔子只會開花不會結果。

梔子對肝膽方面的發炎有很好的效果，因此在茵陳蒿湯中有梔子。梔子最具代表的處方就是茵陳蒿湯。茵陳蒿湯可以治療急性肝炎、急性黃疸，效果相當神奇。肝膽有問題時，第一個症狀通常會搔癢，然後排出灰白糞便，小便顏色加重，像隔夜茶一樣，此時肝膽指數一定升高。如果有黃疸，眼睛眼白會先黃，然後全身黃、指甲黃。

另外丹梔逍遙散，就是加味逍遙散，「丹」是牡丹皮，「梔」就是梔子，眼睛紅癢的炎症也可以使用它。加味逍遙散中就用了梔子與牡丹皮。在肝炎病患肝指數升高時，可以使用加味逍遙散，因為其中有牡丹皮化瘀，梔子可消炎，當歸補血，茯苓、白朮、甘草健脾胃。治療慢性肝炎療效相當理想，面面俱到。

如果是急性肝炎，加味逍遙散中的清熱消炎

藥可能不夠，我們可以再加茵陳、黃水茄。如化瘀藥不夠，可以再加鬱金、丹參，再加入一些健脾胃藥。這樣肝指數都會下降。我們有很多漂亮的醫案。

例如，有一位住在楊梅的徐教授，自己還做了一個「服中藥後肝指數表」，第一診在六月二十日來，三酸甘油脂指數九〇二，服藥一週後變成三九五。

另外一位在銀行上班的太太，她兒子在三總當心臟科大夫，她的三酸甘油脂一千多，服藥一週就變成三百。

朱丹溪先生的名方「越鞠丸」，可統治氣、血、痰、火、濕、食六鬱。氣鬱用香附，血鬱用川芎，火鬱用梔子，濕鬱用蒼朮，食鬱用神麴。就是以梔子來解火鬱，它的解熱效果很好。同時梔子也有涼血的效果，因為茜草科植物都有涼血的作用。

金元四大家中，朱丹溪先生為滋陰、養陰、補陰學派。他又名朱震亨、朱彥修。丹溪是地名。他有一個觀念，認為人「陽常有餘，陰常不足」。所以主張要滋陰、養陰，而喜歡用知母、黃柏、龜板、鱉甲等養陰藥。

但是，是否真如他所說的「陽常有餘，陰常不足」呢？我認為不盡然。例如：熬夜的人，初期一定是陽氣不足，睡幾個鐘頭，隔天懶洋洋沒力氣，起不了床，一早就打呵欠。這時候就不能再用知母、黃柏這些滋陰的藥，反而要用補陽氣的藥了。

順便提到越鞠丸中的香附，屬莎草科植物，有香味，可以通行十二經奇經八脈氣分，主一切氣。我們燉湯用的荸薺也屬莎草科，黑皮白肉，脆脆甜甜的，可以用來做馬蹄糕的荸薺，可以化石頭、消腫塊，還可以治痔瘡出血，所以如果有「少年得痔，後顧之憂」的人，可以每天吃兩三粒荸薺。

此外，如果要消腫塊，可以吃一些海帶，鹹能軟堅。海帶滑滑的，連筷子都夾不起來，也可以通順大便。

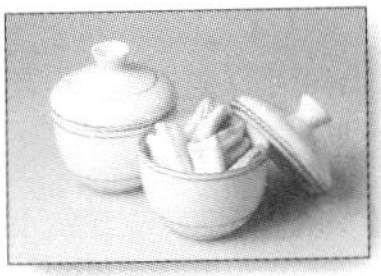

55 清酒

清酒就是真正的酒。在第94方炙甘草湯組成中要有清酒，要用清酒七升、水八升去煎。所以炙甘草湯用清酒就變成十味藥。

另外，第79方的當歸四逆加吳茱萸生薑湯的組成藥物也要再加入清酒，這個方子是水酒各半煎。

炙甘草湯中因為有寒涼性的藥物：生地黃、麥門冬，用清酒可以調整藥的性味。

在炮製學上，生地黃要用酒和砂仁炮製，用酒拌砂仁炒地黃，再九蒸九曬做成熟地黃。砂仁是一味腸胃藥，也可入腎。而酒是熱性的，可以制衡生地黃的寒涼。經這樣處理後吃熟地黃才不會黏膩，肚子才不會悶悶脹脹的。

在有些文獻中會看到「無灰酒」，無灰酒就是蒸餾過的酒。古時候釀酒時會把水果、五穀加一些糖，密封醱酵成酒，就是水果酒、五穀酒。再把這些酒蒸餾純化就變成「無灰酒」。蒸餾後的酒就可以久存，可以放個數十年。不過最安全，不怕颱風地震的方法，就是喝進肚子裡。

我嗜好金門陳年高粱酒，不喜歡酸酸澀澀的紅葡萄酒；不過最近的陳高沒有以前好喝。可以拿來泡泡藥酒，如果酒味要甜一點，就多放一些枸杞、地黃、黃精、玉竹，甚至龍眼乾，酒的味道就會甜，不必放糖。而且這些藥又滋陰潤燥，這樣藥酒就不會太燥熱。

酒是可以治大病的，王雲五先生每天都要喝酒，在他的文章〈八十自述〉中提到有一次入闈考場，心臟病發作，幸好有帶酒。所以我每次入闈考場都會帶半打進去，工作之餘慰勞自己，再帶地瓜葉煮湯，再帶白蘿蔔切絲拌香菜鹽巴，真是美味，但是千萬不可以加味精、醬油。

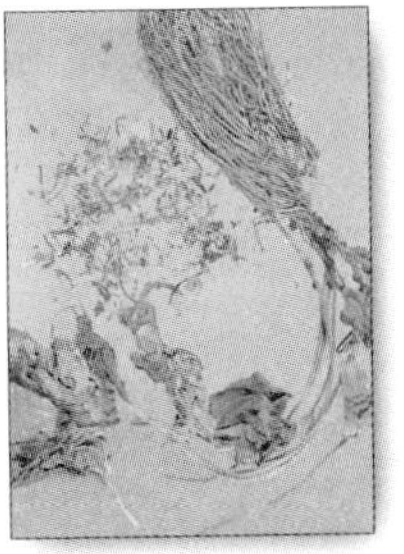

56 細辛

細辛屬馬兜鈴科植物，為溫經散寒的藥，味道很麻。我自己猜想東漢華佗為關公刮骨療肌時，若非關公的知覺神經已經麻木不仁，不然就是華佗有用麻醉藥，其中大概就含有細辛，否則，關公哪有可能邊刮骨邊讀《春秋》。

細辛出現在麻黃附子細辛湯、小青龍湯、當歸四逆湯、當歸四逆加吳茱萸生薑湯、烏梅丸中。

第24方麻黃附子細辛湯屬於麻黃系列。第20方小青龍湯也有細辛，用細辛來溫經，溫化寒飲。在第20方小青龍湯八味藥中，其中乾薑很辣，細辛很麻，但是吃小青龍湯卻不會很辣很麻，只是有點酸酸的，這是因為五味子的酸味蓋掉了辣麻感。但是，如果吃第82方當歸四逆湯、第83方當歸四逆加吳茱萸生薑湯，有細辛很麻，有木通很苦，再加上吳茱萸很辣，所以第82、83方很難吃。尤其第83方要再加入一味清酒，它要用水、酒各半煎，煮出來的味道很怪。

在第98方烏梅丸，有細辛麻醉作用，蛔蟲就不敢輕舉妄動，又有蜀椒防腐作用，又有附子溫中止痛作用。所以烏梅丸如果做成煎劑一定很難吃，因為烏梅丸要加入很多的醋，所以烏梅丸要做成藥丸，用吞的。

另外，細辛入腎，可當引經藥，做為嚮導，

引藥入足少陰腎經。

細辛，在藥物學中提到，單獨使用不可超過一錢，但是我們可以看到在《傷寒論》中，這些處方中用細辛的劑量都用得蠻重的，也沒有出現大問題。因為在處方中，講究君臣佐使配伍，藥物之間互相協調、互相制衡，例如和補氣藥、補血藥強心藥配合使用，不會有問題產生。我曾經在處方中用細辛用到三錢，也沒有出紕漏，因為我不是單獨使用細辛。

在《本草備要》中提到，細辛用超過一錢會「氣悶而死」，我認為沒有這麼嚴重，我想汪昂先生應該不是親自體驗使用吧！

57 通草

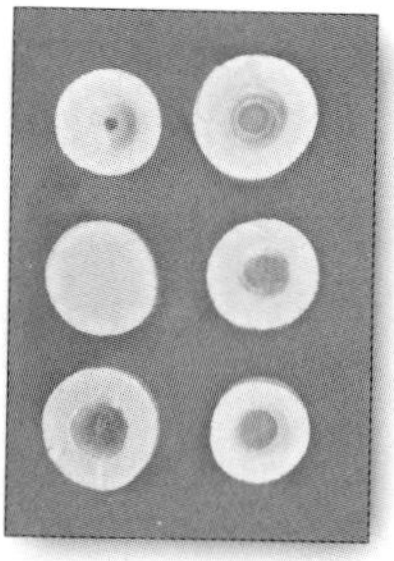

白通草是五加科的，與木通不同，木通是馬兜鈴科。

在《傷寒論》中，白通草只出現在當歸四逆湯中，有利尿作用，也有一點通竅作用。不過近來的當歸四逆湯、當歸四逆加吳茱萸生薑湯幾乎都不使用白通草。現在藥廠都用木通，木通很苦，而白通草不會苦，所以現在當歸四逆湯又麻又苦，木通很苦，細辛很麻，味道不好吃。

不過一樣有細辛的小青龍湯口感不錯，因為

有五味子的酸味制衡，乾薑的辣味，細辛的麻味，就中和一些了，仲景先生的調味工夫一流，應該很會作菜。宰相伊尹，也是廚師煮菜出身的。

屬於五加科的白通草質很輕，所以作用可到達大腦，也因此一般通乳時要用白通草不是用木通。一般在通乳時利用白通草作用到大腦，再利用穿山甲的磷鈣質、膠質，王不留行活血化瘀通經，當然再加上花生、豬蹄提供營養，服藥後乳汁分泌就會增加。

白通草的作用與茯苓、豬苓比較像，是淡滲利水、增加氣化而利水；木通則是真正直接的利尿劑。因此如果開煎劑飲片的話，我都用白通草。但是科學中藥已經定型了，也沒有辦法改變單味藥，只有遷就使用，不過我們可以再加入其他藥來調整處方的屬性。

當歸四逆湯在臨床的使用範圍很廣，例如在冬令季節手腳冰冷，就可以用當歸四逆湯。包括有些家庭主婦富貴手，做家事的時候，碰到冷水手就疼痛，就可以使用當歸四逆湯。

有一位○○婦產科的鄭醫師，長期富貴手，很嚴重治不好，到○○皮膚科看醫師，結果皮膚科的醫師直接請他到中醫部看張某某，我覺得現代的西醫有這樣的胸襟，是很不錯了，起碼他有自知之明，知道治了這麼多年治不好，還是來看中醫。

我就是用當歸四逆湯加丹參、川七、桑枝、薑黃、薏苡仁。薏苡仁可以去痹，對血管神經有效用。另外用紫雲膏外敷。

此外，根據我的觀察，用韭菜煮水洗富貴手效果不錯。用半斤的韭菜，洗乾淨切段，放入水中煮上十至十五分鐘，韭菜可以撈起來加柴魚片、醬油膏當菜吃，剩下的水可用來泡手。韭菜在藥物學上說可以解百藥毒，是高營養的蔬菜，對受損的組織有滋養的作用。我們觀察過好幾個病例，這個方法效果很好。

如此三管齊下，內服、外敷、外洗，富貴手很快會獲得改善。可以讓西醫醫師感受一下中醫的威力。就像他們的主任大夫，出國開會回來，患了熱感冒，吃西藥三個月還是一直咳，於是來中醫部看病，我用清燥救肺湯加減，只服一包藥就不咳嗽了。

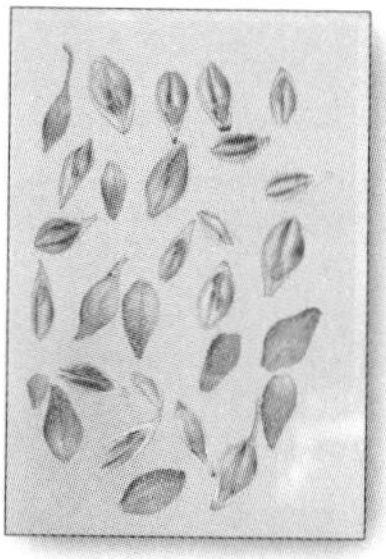

58 連軺

連軺就是連翹的根，現在很少去挖根而直接用果實。連翹屬於木犀科植物。秦皮也是屬於木犀科。

連軺、連翹是很好的抗病毒藥，在後代溫病學有銀翹散，「銀」就是金銀花，是一味抗病毒抗腫瘤的藥；「翹」就是連翹，也是很好的抗菌抗病毒藥。銀翹散是治療熱性傳染病的方子。

麻黃連軺赤小豆湯原本是治療黃疸病，其實它可以視為麻黃、桂枝兩方的合方代裁加減出來的，麻黃湯去桂枝，桂枝湯去桂枝、芍藥，保留生薑、大棗、甘草，再加入連軺與生梓白皮。在吳謙先生的時代，就是乾隆時代，生梓白皮就很難找到了，因此今天在臨床上我們可以改用桑白皮取代，或改用治療黃疸的要藥茵陳取代。

麻黃連軺赤小豆湯除了治療黃疸之外，也可以用來治療皮膚搔癢症，我們治療皮膚病常用到連翹、桑白皮就是基於這個道理。因為肺主皮毛，而桑白皮可以瀉肺熱，所以辨證上如果有咳嗽、咽痛、鼻癢等呼吸系統的肺熱證，又合併有皮膚搔癢，可以選用桑白皮。很多學士後中醫的跟診學生，看到我加桑白皮治皮膚病都百思不得其解，其實就是「肺主皮毛」，瀉肺熱的原因。

由麻黃連翹赤小豆湯的思想，我治療某一些證型皮膚病會使用麻杏甘石湯合玉女煎，再加連翹、桑白皮、荊芥、牡丹皮，因為牡丹皮可以瀉血中之伏火，有清熱涼血化瘀的效果。

以這個思考方向治皮膚病，可以收到很好的療效，甚至紅斑性狼瘡的皮膚症狀也可以得到改善，我們這裡至少有三十個紅斑性狼瘡的案例。

59 麥門冬

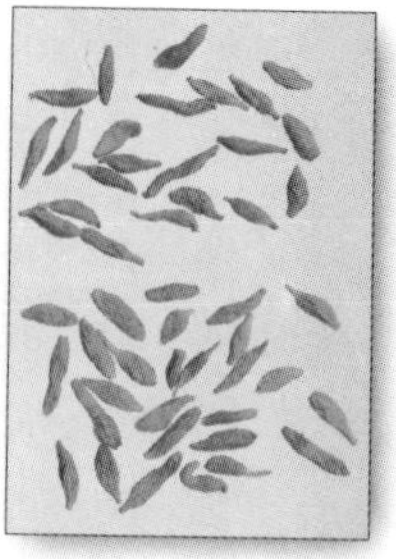

麥門冬在炙甘草湯中使用，炙甘草湯（第92方）是桂枝系列變化出來的。

另外由白虎湯、白虎加人參湯變化出來的竹葉石膏（第34方）也用到麥門冬。竹葉石膏就是白虎加人參湯去知母，加竹葉、麥門冬、半夏。竹葉石膏七味藥，去竹葉石膏，再加紅棗就變成《金匱要略》第七章的麥門冬湯。

白虎湯⊕人參↓白虎加人參湯

白虎加人參湯⊖知母⊕竹葉、麥門冬、半夏

↓竹葉石膏湯

竹葉石膏湯⊖竹葉、石膏⊕紅棗↓麥門冬湯

麥門冬屬百合科植物，有強心作用，之前提到的生脈飲：人參、麥門冬、五味子，都有強心作用。一般而言，人參強心作用有補肺氣作用，麥門冬作用在呼吸系統有清肺作用，五味子則是斂肺作用，一補一清一斂就是生脈飲。

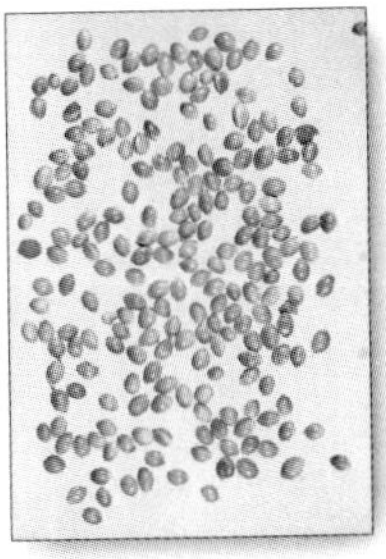

60 麻仁

麻仁就是火麻仁，又叫麻子仁，屬桑科植物。最主要作用是潤腸通便。傷寒方中有92方的炙甘草湯及麻仁的處方就是麻仁丸。在第95方，屬於承氣湯類。

有時候「火」字會寫太快，或刻板印刷錯誤而被誤寫為「大」，變成「大麻仁」。有一年國貿局就禁止中藥材火麻仁進口。其實他們搞錯了，以為是毒品大麻的種子。毒品大麻是罌粟（大麻）科的，和桑科的麻子仁不同。結果麻子仁丸就做不出來了。

麻子仁是通便的藥，麻的葉子也是滑滑黏黏的，在中南部比較多人種麻，把麻的嫩葉子採下來煮，就像勾芡一樣，滑滑的很好吃，叫做「麻喜」，好吃而且可以幫助排便。很可惜最近比較少人種植。

在《孟子．梁惠王篇》就有文章提到，「種桑樹、種麻，老人就可以有衣服穿」，其實純麻的衣服比純棉的衣服穿起來更舒服，純麻的衣服很涼爽通風。

但原住民的衣服是用苧麻做的，不是黃麻，是不同科的植物。苧麻的纖維比較強韌，黃麻的纖維比較脆，以前的麻布袋，就是用黃麻做的，在民國四十年代，還可以看到有人穿麻布袋做成的衣服，到後來才用美援的麵粉袋，所以才會看到屁股上寫著「抗匪援朝」，用麵粉袋做的內衣褲穿。

麻子仁丸適用症，主要是像老年人頻尿，多尿，水份由小便排出太多，造成大腸腸管水份減少，大便變硬，結果便祕。所以對老年人便祕這是一個很好的方子。

麻子仁丸就是小承氣湯再加火麻仁、杏仁、芍藥。麻子仁丸中有小承氣湯的架構，所以有通便的效果。在〈陽明篇〉條文第146條「趺陽脈浮而濇，浮則胃氣強，濇則小便數，浮濇相搏，其脾為約，大便則鞕，麻仁丸主之」，臨床上有些老年人，小便很頻繁，於是腸管中的水份就相對地減少，大便就變得較硬。在兩千多年前，我們中醫就已觀察到這種生理現象，了解得非常清楚。

我們可以用麻仁丸治療老人家風祕、氣祕、習慣性便祕。不過我曾經用三一承氣湯治療一位老人便祕，結果還是無動於衷，這位老人家個性很急，一天沒大便就緊張萬分，越緊張腸子就越痙攣，腸子痙攣就越解不出大便。

另外，炙甘草湯也有用到麻子仁。

61 麻黃

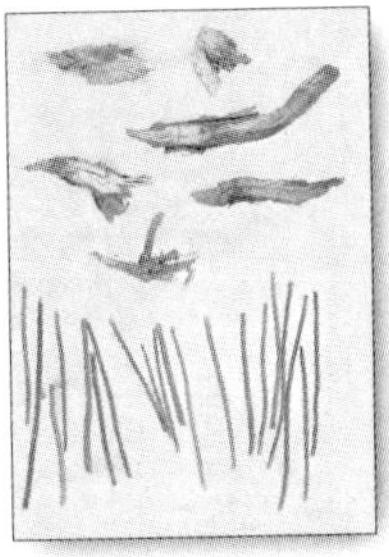

麻黃屬草麻黃科的植物。海邊防風林的樹木是屬木麻黃科，二者不同科。所以木麻黃不能作發汗劑。

麻黃富含麻黃素，很多人用麻黃素來減肥，可以抑制食慾。但如果使用不當，會有交感神經興奮、多汗、難眠、心悸，甚至心臟衰竭的副作用。有一位著名的生化學家陳克恢先生，在麻黃中發現麻黃素，最後也發明了用人工合成麻黃素的方法，現在大部分的麻黃素是人工合成的，不是天然的。近代藥學用人工合成麻黃素，因為可降低食慾，又有發汗脫水的效果，大部分用來減肥。不過有很多不良副作用，包括心悸、失眠，嚴重一點會心臟麻痺而死亡。不要輕易嘗試。

麻黃湯，由第18方到27方屬麻黃系列。另外像第119方麻黃升麻湯，在徐靈胎先生的《傷寒約方》以及姜佐景先生的《傷寒論精簡讀本》裡，都把它也歸在麻黃湯系列中，但我個人的看法認為麻黃升麻湯組成較複雜，因此把它編排到後面。麻黃升麻湯中有白虎湯、桂枝湯、理中湯的架構，比較複雜。

我這份「《傷寒論》湯方藥物組成一覽表」的編排方式，是參考了徐靈胎先生的《傷寒約方》與姜佐景先生的《傷寒論精簡讀本》，再加上我個人研讀《傷寒論》二、三十年來的心得編排而成。

麻黃可以興奮交感神經，產生發汗的作用，要發汗時麻黃要溫服。第二，麻黃也有利尿作用，此時要冷服。第三，麻黃有止痛效果，在麻黃湯的條文就說到可以治療「頭痛發熱，身疼腰痛，骨節疼痛」，所以感冒時有腰痠背痛的症狀，並不是腎或骨頭有問題，這時候可視症狀用麻黃湯或葛根湯，這兩個方都有麻黃，可以看出麻黃有袪風寒、止痛的效果。

另外麻黃湯加白朮稱為「麻黃加朮湯」，用來治療風濕病，也可止痛。麻黃湯去桂枝加薏苡仁稱為「麻杏薏甘湯」，也可止痛，是治療風濕痛的處方。另外在治療癰疽中，治療陰疽的「陽和湯」中也用到麻黃。在王洪緒先生的《外科證治全生集》中有個處方「陽和湯」。陽和湯是用來治療陰疽症，陰疽症我們可以視為腫瘤病的一種，方中也包含麻黃。

有些類型的腫瘤病，也可以用麻黃系列的方劑。最具代表性的方劑，就是治療陰疽的陽和湯。癰疽：癰是陽證，會紅腫、熱痛且來勢凶凶的；疽是陰證，不會紅不會腫痛，緩慢進展的。陽證較好處理，陰證比較不好處理。用陽和湯治療陰疽，陽和湯中就有麻黃等熱性藥。所謂「寒者熱之」，正治法，對應的治療法。

其實看病的道理是容易了解的，很多人喜歡賣弄玄虛，讓病患看不懂。我絕不如此，我都是直截了當，毫不保留的講出來，越有效的經驗越不保留，這樣才會人人懂中醫，人人會用中藥。

麻黃湯只有麻黃、桂枝、杏仁、甘草四味，可以治外感寒邪引起的肌肉痠痛、骨節疼痛，同時也作用在呼吸系統。因為杏仁可以解除氣管痙攣，鎮咳、止咳、化痰、定喘；再加桂枝強心作用；再用甘草來緩和麻黃的發散。

麻黃湯溫服可以發汗，冷服可以利尿，另外由《傷寒論・太陽中篇》的「太陽病，頭痛發熱，身疼腰痛，骨節疼痛，惡風無汗而喘者，麻黃湯主之」可知，感冒時，足太陽膀胱經循行部位的神經、肌肉、血管接觸到寒邪風邪，會痙攣收縮，會感覺僵硬痠痛，就用麻黃湯。

而冬天到了，有些人就會這邊痛那邊痛的，此時就可使用麻黃附子細辛湯。這三味道都有止痛效果。如果怕藥太熱，可改用麻黃附子甘草湯。

麻黃連軺赤小豆湯，其實就是麻黃湯變方。用麻黃解表，加赤小豆利濕，連軺清熱解毒、抗病毒。這個方子本來是用來治療表證的黃疸病，透過發汗的方式把濕熱排出體外。我們也可用這個方子治療皮膚搔癢症。連軺就是連翹的根。現在找不到連軺，就改用連翹了。連翹為木犀科植物，是天然的解毒、抗病毒藥物。

我們不必用這個方子的全方，可以把它拆開來用。例如越鞠丸，我從未開過這個處方，但是我又每天在用越鞠丸，我把它拆開來用。有火鬱就用梔子，有氣鬱就用香附，有食鬱就用神麴，有血鬱用川芎，有濕鬱用蒼朮。尤其神麴與香附用最多：胸悶可用香附，情緒鬱悶可以用香附，睡眠不好也可以用香附疏導。

同理，治皮膚病，不用麻黃赤小豆連軺湯全方，可用連軺。沒有「生梓白皮」，用桑白皮或茵陳代之。不用赤小豆，就用薏苡仁代之。

62 萎蕤

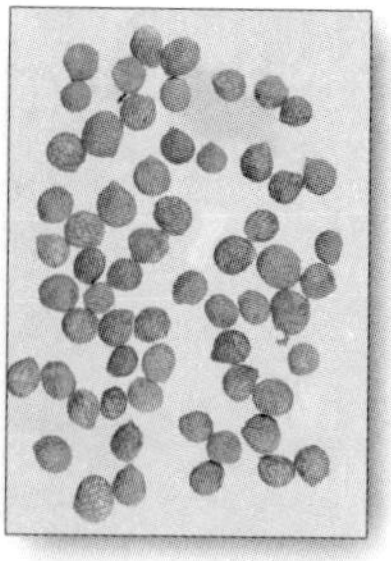

萎蕤屬石竹科植物，只有在第113方的麻黃升麻湯中出現一次。「蕤」念ㄖㄨㄟˊ，民間不叫萎蕤，都寫成玉竹。

萎蕤在藥物學上被吹噓得身價很高，說「不寒不燥，用代參耆」，身價提升很多。萎蕤很甜很好吃，但其實很便宜，一斤大概五十元。結果藥商就把萎蕤切片整理好，用紅線子綁起來，裝在盒子裡面，再把上述的《本草備要》這段話放大影印，謊稱是進口珍貴藥材，然後吹噓其藥效比人參、黃耆好，可以替代黃耆、人參，然後一斤五十元的藥賣一千六百元。其實萎蕤是很便宜的藥材。

千萬不要在外面亂買藥，很容易吃虧上當。像最近有人告訴我，他在外面買到冬蟲夏草，很便宜一斤才一萬五，很高興。其實最近有人在苗栗、三灣附近種石蠶科的植物地蠶，樣子很像冬蟲夏草，甜甜的很好吃，一公斤才二百五十元。然後一些商人就騙說：「這些是從大陸青海省帶回來的，因為最近手頭不方便，要趕緊脫手換現金，便宜賣出。」有些商人則是在冬蟲夏草裡塞鉛條增加重量。

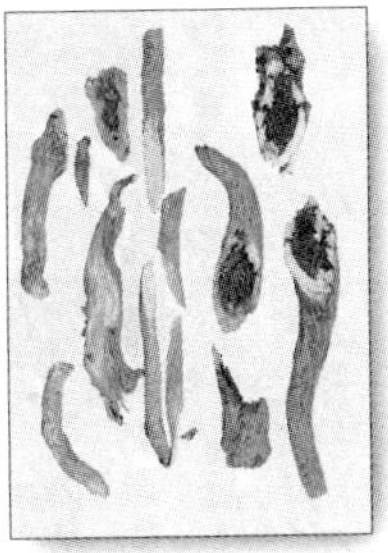

63 黃芩

黃芩屬唇形科植物。是苦寒藥，為很好的天然消炎藥，少量使用也有健腸胃的功用。唇形科中還有薄荷、荊芥、紫蘇，仙草蜜的仙草也是唇形科。

黃芩大部分作用在上焦呼吸道部分。藥物學常提黃芩可以「去上焦火，瀉肺火清肺熱」，但是有一個方子第58方黃芩湯，可以用來治腹瀉，治熱痢。第30方葛根芩連湯可以治療協熱利。

「熱痢」與「寒利」不同。「寒利」解出的糞便是稀稀的、水水的、不成型的，或完穀不化。「熱痢」解出的糞便是黏黏稠稠的、灼熱感的。黃芩湯可以治療熱痢，寒利吃了黃芩湯反而會更嚴重。

黃芩作用在肺、呼吸道，作用在上焦。一般而言，黃連作用在中焦，黃柏作用在下焦。這是老祖宗由實際人體臨床長期觀察的結論。所以如果呼吸道有發炎的症狀，痰黃黃稠稠的，就可以使用黃芩。

小柴胡湯中用到黃芩，可以看出小柴胡湯也有解熱的效果。因為柴胡有發散作用，加上黃芩的解熱作用，對於少陽病的「往來寒熱」有作用。小柴胡湯的主治症中有往來寒熱，也是借助黃芩清熱的作用。在柴胡系列中幾乎每個處方都用到黃芩。

另外，在瀉心湯系可到黃芩，包括附子瀉心

湯、甘草瀉心湯、半夏瀉心湯、生薑瀉心湯都用到黃芩。

黃芩也是一味健胃劑。其實黃芩、黃連、黃柏甚至大黃，小劑量用的話都有健胃效果。包括苦瓜（葫蘆科）也是有健胃效果。

黃芩也是婦科常會用到的藥。對孕婦而言，藥物學中常提到「黃芩、白朮為安胎聖藥」。所以在懷孕期間，很多中醫師在安胎的方子中會開黃芩、白朮。在《金匱要略》中有兩個安胎用的處方，一是白朮散，另一個是當歸散。中醫有個觀念「肥人多痰，瘦人多火」，所以針對瘦的人要用黃芩、白朮；對於肥胖的人則需要用化痰藥。

但在臨床上，我個人的經驗比較喜歡用桑寄生。桑寄生是很好的安胎藥，也可以降血壓、治腰痠背痛。很多肝腎功能有問題，可以視情況使用桑寄生。

另外，還有一味很好的安胎藥「苧麻根」，不過科學中醫沒有生產，因為苧麻的纖維很強韌，原住民都用苧麻的纖維做繩子、織布。苧麻根的安胎效果很好，我會找個機會請藥廠生產。

很多人引用李東垣的話：「黃芩、白朮為安胎聖藥。」代代相傳，於是每個安胎藥都加黃芩、白朮，這個觀念不太正確。我們提過，對於「瘦人多火」可以用黃芩、白朮，對於「肥人多痰」就未必合適了。

在婦科學中常用到黃芩。明朝有一個醫家武之望先生，他根據《婦人良方大全》一書，自己編了一本《濟陰綱目》，書中大約五十個方子用到黃芩。甚至有個處方就叫做「一味黃芩湯」，用來治療婦人月經出現流鼻血，稱之為

「逆經」。

很多女生月經來時會頭痛、嘔吐、胸脹，甚至流鼻血、吐血，都是逆經的症狀。現在女孩子很喜歡吃冰飲、吃炸雞塊，產生這些所謂經前症候群。經期症候群越來越多，實在應該好好教育這些「新新人類」。

64 黃柏

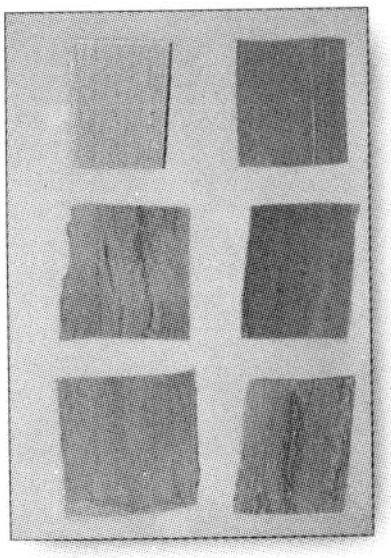

黃柏屬芸香科植物。芸香科植物還包括檸檬、橘子、柳丁、柚子、葡萄柚，都含有精油成分。

黃柏在梔子柏皮湯中使用。在第48方就是梔子柏皮湯，屬於梔子豉湯系列中。茵陳蒿湯、麻黃連軺赤小豆湯、梔子柏皮湯三個方子可以治療黃疸。其中茵陳蒿湯是針對有便祕的症狀，麻黃連軺赤小豆湯是針對有表證，而梔子柏皮湯是介乎前二方之間，沒有明顯表證也沒有明顯裡證，就用梔子柏皮湯。

梔子柏皮湯的組成只有三味藥：梔子、柏皮、甘草。此方用甘草不合適，《醫宗金鑑》的作者吳謙先生認為此方用甘草治黃疸的效果也不錯。不過日本的漢方醫家認為此方用甘草治黃疸的效果也不錯。所以用茵陳蒿湯時，可再加進黃柏。黃柏有很好的消炎、抗菌作用。

台灣產的黃柏（市面上稱為「本黃柏」）是全世界品質最好的，因為其主成分小蘗鹼是黃柏類中含量最高的，因此台灣地區林務局的保安林地的黃柏樹全部被濫砍砍光。本來黃柏是用剝樹皮的方法採收，可以分段剝或分年剝，一年剝一部分，剝過的地方會再長出來。但是台灣殺雞取卵，一次砍光，現在保安林地裡一棵黃柏樹都沒有。

台灣黃柏的價位是四川黃柏的五、六倍，川黃柏一斤五十元時，台灣黃柏一斤要三百元，現在要再種已緩不濟急了。我前幾年到〇〇農場看到有再種，千萬不能讓人知道那是黃柏，否則山老鼠、山賊一下子又砍光了。

除了梔子柏皮湯之外，白頭翁湯、烏梅丸中也用到黃柏。在藥物學中，上焦用黃芩、中焦用黃連、下焦用黃柏。後代東垣先生的通關丸，用知母、黃柏來補腎水。

黃柏有消炎抗菌作用，如果有尿路感染發炎引起尿不出來、尿量少，用黃柏消炎，知母滋腎水，用少量肉桂擴張血管，增加腎血液量與血流速度，增加腎血管的通透性，尿就可以排放出來。臨床上如果病患小便時有如刀割，肯定有尿路感染，可以使用此方。通關丸中，知母、黃柏各用二兩，而肉桂只用一錢。

黃柏在白頭翁湯中也扮演清熱消炎的角色，大家可以做實驗，吃特別辣的麻辣鍋，再吃冰冷飲、冰啤酒。大部分的人都會發生「裡急後重」的現象，肚子絞痛、肛門麻辣灼熱，一直跑廁所，卻又拉不出東西來，最後肛門有重墜感，這就是「裡急後重」。此刻先準備好白頭翁湯，一吃白頭翁湯，你就會知道仲景先生的厲害。

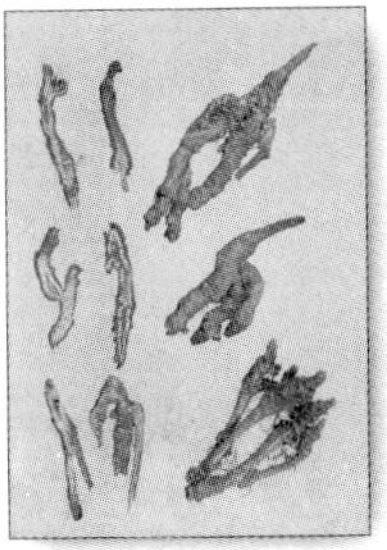

65 黃連

黃連是毛茛科植物。在《傷寒論》中含黃連的方劑，大部分屬「瀉心湯」類，像我們的方劑表格中第60方的大黃黃連瀉心湯，到第64方的生薑瀉心湯五個瀉心湯。另外，在〈少陽篇〉中有黃連湯，〈少陰篇〉有黃連阿膠湯，也都使用到黃連。還有第65方乾薑芩連人參、第66方連湯中也含黃連，再來就是第114方的黃連阿膠湯，也含黃連。

所以，我們有時候也把黃連阿膠湯稱做「少陰病的瀉心湯」。

黃連是一味健胃藥，也是很好的消炎藥。因為熱性病病邪的擾亂，使得腸胃功能產生問題，腸胃脹、拉肚子，可用黃連，一方面有健胃作用，一方面有消炎作用，可以改善腸胃系統功能。我們之前在瀉心湯的條文就有提到，原則上瀉心湯的條文中都有腸胃脹悶、下利的症狀。

黃連是寒性藥，用於熱症。民間有一種錯誤觀念，一遇到便祕的症狀，就跑到藥房買黃連膠囊服用，這是大錯特錯的觀念。黃連有止瀉的作用，在仲景方中有五個瀉心湯：大黃黃連瀉心湯、附子瀉心湯、甘草瀉心湯、半夏瀉心湯、生薑瀉心湯。注意「瀉心湯」的心，不是心臟的「心」，是指「心下」，「心下」指的是胃，所以瀉心湯大都在處理腸胃的問題。

黃連為苦寒藥，有抗菌消炎的作用，可用來治療熱性病傳變過程中引起的胃腸問題。其次黃連也是一味健胃劑，可厚腸胃，增進腸胃功能。在瀉心湯系列中，黃連搭配了理中湯的架構，有理中湯的乾薑、甘草。尤其在半夏瀉心湯中就有人參、乾薑、甘草，只缺白朮一味就是理中湯了。所以半夏瀉心湯一方面有理中湯的架構來促進腸胃功能，一方面又有黃連、黃芩來消炎。

黃連絕對不是通便劑，所以便祕吃黃連會越糟糕。老祖宗老早就提出「過服苦寒反從燥化」。

第67方旋覆代赭石湯並無黃連，為何也編在此系列？因為其實它是第64方生薑瀉心湯去掉芩、連、乾薑，然後加旋覆花代赭石，可以說是生薑瀉心湯變化出來的方，因此歸在瀉心湯系列中。實際上旋覆代赭石湯條文中也出現了

「心下痞鞕，噫氣不除」的症狀。

又例如因為外感症狀，引起尿路感染造成小便不順暢，可以使用導赤散，如果用了導赤散效果仍然不顯著，會再加入一味黃連，就稱為「瀉心導赤散」。所以仲景方大部分有黃連的方子，都歸納在瀉心湯系列，包括少陰病中的黃連阿膠湯。不過，我把黃連阿膠湯編在第114方。

66 滑石

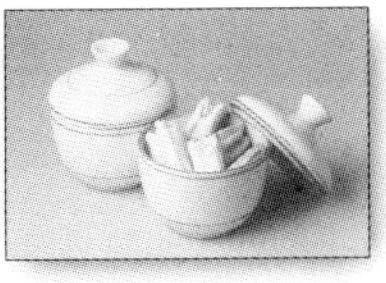

滑石，顧名思義有滑動的作用，有清熱利水的作用。滑石在《傷寒論》中只有豬苓湯中用到，在第111方。

在徐之材的宣、通、補、瀉、輕、重、滑、濇、燥、濕十劑中，其中的滑劑就是滑石與冬葵子，所以冬葵子也有滑動的作用。另外藥材如果黏黏的，大都有滋潤滑動的效果，包括豬苓湯中的阿膠。所以有些便祕的病患，不一定都要用大黃劑來瀉下，只要用阿膠就可以幫助腸子蠕動，改善便祕的症狀。

第111方豬苓湯與第101方五苓散只差了二味藥，五苓散用白朮與桂，而豬苓湯用滑石與阿膠。因為豬苓湯中有阿膠，所以歷代以來，很多醫家認為豬苓湯「利水而不傷陰」。身體內有形的、水份、血液、液體都是屬於「陰」，豬苓湯不僅「利水而不傷陰」，還有滋陰的作用。

我們臨床上有很多病例，血色素、紅血球、血小板偏低，我們只要用阿膠與雞血藤，能使血色素、血小板很快升高。阿膠與雞血藤一方面直接增加血色素、紅血球，同時可以促進骨髓造血機能，這樣才是真正的治本，而不是一直靠輸血、輸血小板，剛輸血時正常，沒有多久血色素又降下來。我們用阿膠與雞血藤，可以使血色素增加而且持續穩定。

所以我經常用阿膠劑治療尿毒症的病患，尿毒症的病患幾乎都是惡性貧血，而且皮膚相當粗糙暗黑沒有光澤。我常使用豬苓湯，豬苓湯中的豬苓、茯苓、澤瀉可以增加腎臟過濾的機能，再搭配腎氣丸或濟生腎氣丸合用。如果病患有併發肝功能異常，就可以合柴胡系列、逍遙系列處方一起使用，因為肝腎是母子臟的關係，腎屬水，水能生肝木，所以中醫認為肝腎同源，稱為「乙癸同源」，甲膽乙肝屬木，壬膀胱癸腎屬水，通常要「乙癸同治」、肝腎同治。

滑石，在後代有一個很簡單、有效、有名的處方「六一散」。後代方劑中的六一散組成只有滑石、甘草二味藥，比例為滑石六甘草一，故名六一散。在夏天如果排尿少，或憋尿，太疲累，很容易引起腎臟病變，就可以使用六一散清熱利水，幫助排尿，尤其計程車司機夏天開車，可以帶上一壺六一散，用六百公克濃縮藥粉，沖成一壺，又能解渴，又好喝，又幫助排尿。

不要小看六一散，它不只有很好利尿效果增加排尿量，甚至產婦奶水不足，吃了六一散後奶水也會增多。因為透過淡滲利水的效果，氣化的作用，它能作用到大腦，增加泌乳激素的分泌，進而增加乳汁的分泌。

67 當歸

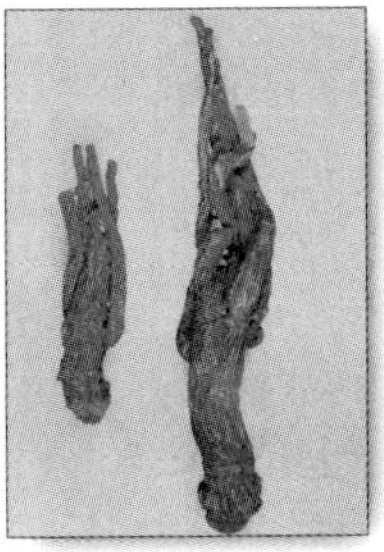

當歸屬繖形科植物。當歸，仲景使用的次數並不多，就是在第78、79當歸四逆湯中，與當歸四逆加吳茱萸生薑湯。當歸有補肝血作用，這兩個方子就是運用當歸補肝血的作用，達到溫經散寒的效果。所以冬天手足冰冷，甚至凍瘡，或是女性愛吃冰冷食物造成痛經，都適用當歸四逆湯或當歸四逆加吳茱萸生薑湯。

第79方的當歸四逆加吳茱萸生薑湯少列了一味藥：清酒。這個方子要用水酒各半去煎。

《傷寒論》中另一個用水酒各半煎的方子，是第92方的炙甘草湯。

另外要注意「苦酒」不是酒，「苦酒」是好醋。像第94方烏梅丸中的苦酒就是好醋。「白酒」是白醋。不要混淆了。

當歸四逆湯其實是桂枝湯的變化方。我們把它歸納在四逆輩中是不得已的，嚴格來講歸納在桂枝系列中比較合適。第78方當歸四逆湯的組成是桂枝湯去生薑再加當歸、通草、細辛。如果是第79方當歸四逆加吳茱萸生薑湯，加生薑就是桂枝湯全方了。

當歸四逆湯的口感比較不好，因為現代的藥廠都用木通來取代通草，木通很苦。另外細辛很麻，如果又加上吳茱萸，就很難吃了。

在〈厥陰篇〉中，「手足厥寒，脈細欲絕，當歸四逆湯主之」。如果冬天時四肢冰冷、脈沉細幾乎摸不到了，四肢末梢凍傷乾裂，這時候就可以使用當歸四逆湯，外敷紫雲膏搭配。當歸四逆湯對壞疽病有很好的治療效果。

當歸屬於繖形科植物，川芎、羌活、獨活、藁本都是繖形科，此外還有白芷、柴胡、芹菜、香菜。這些繖形植物都有特殊的味道。有的人不喜歡吃芹菜、香菜，就是因為不喜歡它的味道。我幾乎不開藁本，藁本味道很濃烈，作用在腦巔。

繖形科植物含揮發精油。我的美容方就是利用藁本與白芷的精油，帶動沉澱在皮膚下的色素，再透過天門冬的漂白作用，外敷後美白的效果相當好。○○醫院有位護士手臂上有個青色的胎記，外敷美容方一陣子後，青色的胎記漸漸淡化了。還有個小男生半邊臉有胎記也漸漸淡化。這三味藥很便宜。○○中醫部不叫此方為「美容方」了，改名為「妙不可言方」，而且每人限購一罐。藥物貨源已經缺乏，供不應求。

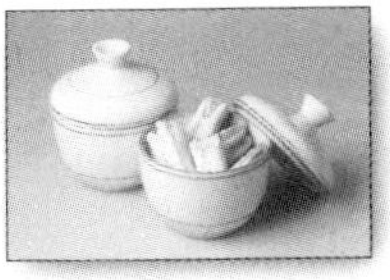

68 粳米

粳米，出現在白虎湯與白虎加參湯、竹葉石膏湯。

粳，唸ㄐㄧㄥ或ㄍㄥˇ都可以。粳米為禾本科，就是在來米，不過有人認為它是「陸稻」的一種。原始的稻米不必用太多水灌溉，現在東南亞還有很多地方種植陸稻，長在陸地上，抗旱力很強。

一般的稻米要用水灌溉，稱為「水稻」，陸稻不用水灌溉，種在土地上就會生長結穗，我在民國四十二年苗栗深山中就種過陸稻，只要拔拔草就行了，但稻穗很短，所以同面積的產量不到水稻的三分之一。

也有人認為粳米就是在來米，而蓬萊米是「秈稻」。農委會最近在正名，要把在來米正名為「粳米」，蓬萊米正名為「秈米」。在來米的口感較硬，而蓬萊米較為鬆軟。在來米煮出來的飯量多，而蓬萊米煮出來的飯量少。

在來米、蓬萊米、糯米、黑糯米，都是禾本科植物，除了可以當食物，對腸胃都有保護的功用。

粳米出現在白虎湯、白虎加人參湯、竹葉石膏湯中。竹葉石膏湯去竹葉、石膏，加入紅棗就變成《金匱要略》第七章〈肺痿、肺癰、咳嗽上氣病篇〉中的麥門冬湯。

粳米可以保護腸胃，因為白虎湯、白虎加人參湯中都有石膏，石膏是寒涼藥，因此要用粳米與甘草制衡石膏的寒性，保護腸胃。仲景先生治病的態度，除了針對病情病邪用藥把病治好，同時也注意保護人體，不要為了治病卻反而傷害人體，製造出第二種疾病。

反觀現代醫學治病，有時病沒治好又製造出第二種疾病。例如發燒，用退燒藥、消炎藥、止痛藥，結果血液、腎臟出現問題。

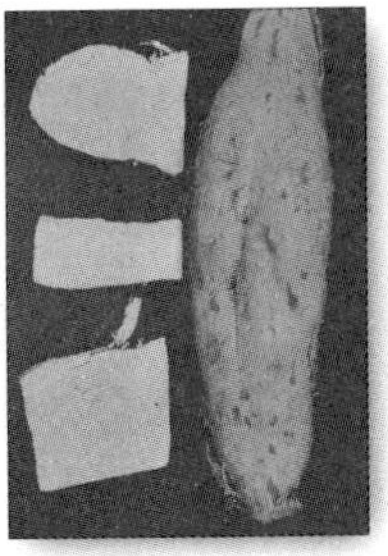

69 葛根

葛根是豆科植物，與黃耆、甘草同樣。傷寒方中用到葛根的方子有第28、29、30、31方。葛根系列有葛根湯、葛根芩連湯、桂枝加葛根湯、葛根加薑半湯。

葛根有很好的肌肉鬆弛效果。感冒時，受到風邪寒邪的侵襲，脖子頸項就會僵硬，頸項僵硬的結果會影響到神經傳導，結果手臂肩背也會痠麻。此時我們可以使用葛根與芍藥鬆弛肌肉、血管、神經，因此可以改善頸項僵硬。

基於這種藥理作用，我們可以用葛根湯治療項背拘急僵硬的症狀，甚至包括僵直性脊椎炎引起的項背僵硬也可用葛根為基礎，再加上鉤藤、秦艽、防風等，來改善項背僵硬的症狀。

葛根湯，其實是麻黃湯與桂枝湯的合方，去掉杏仁，加葛根，與第31方的桂枝加葛根湯只差一味麻黃。至於第29方的葛根加半夏湯，是用在有「太陽陽明合病，不下利但嘔者」的症狀時。

日本的漢方醫學家統計，日本醫家使用量最大的方劑，就是葛根湯。因為由前面的頭部、額頭、眼睛痛、鼻子的毛病，到背面的項頸僵硬、肩膀、脊椎痠痛、腰痠背痛，尤其是感冒引起的痠痛，用葛根湯做基礎，大部分的症狀可以得到緩解。

台灣屬於海島型氣候，一般人又喜愛吃冰冷飲，所以鼻子的問題特別多，我們用葛根湯，再加荊芥、防風、蒼耳子、魚腥草、蟬蛻，或者加入玉屏風散，可以得到不錯的療效。葛根湯可以治鼻病，現代鼻子的毛病特別多，最主要原因就是空氣污染。再則海島型氣候變化不定，有時早晚溫差很大，呼吸系統受不了。三則電器用品的進步，冷氣機電冰箱，冰冷飲。因為以上的原因導致鼻子毛病特別多。

其實我提過：過敏的人比較聰明，比較不易得癌症。所以不要太過緊張。有時過敏只是因為煙味、灰塵等引起，不必動不動就送醫院、吃藥。尤其最近第四台有人標榜看鼻病，用化學燒灼法，看一次一萬元，千萬要小心，萬一把鼻黏膜燒潰爛就糟糕了。

另外，對於不自主眨眼睛的病人，我臨床上約有十幾到二十例的病患，有些小朋友會習慣性一直眨眼，西醫眼科看不好，我們用葛根湯做基礎，加木賊草、茺蔚子、秦艽、鉤藤鉤，幾乎每例都獲得良效。因為不停眨眼也是一種緊張痙攣。鉤藤鉤與秦艽可以抗緊張痙攣。仲景方就是如此神效，不可思議。

而眼睛睜不開的就是太鬆弛了，如重質肌無力症的，此時就要加入健脾胃的藥，如苡仁、山藥、黃耆。有一位女病患，原本右邊眼睛睜不開，服藥一週已經能張開眼睛。

葛根要重用，開飲片時要開到五錢、八錢，甚至一兩以上。它具有肌肉鬆弛的作用，尤其是感冒後，項背拘急，兩肩與頸椎附近僵硬痠痛，透過葛根、芍藥的效果，馬上可以緩解。所以臨床上，像計程車司機、長期打電腦等職業上造成項背僵硬的疾病，我們都可以使用葛根湯。

70 蜀椒

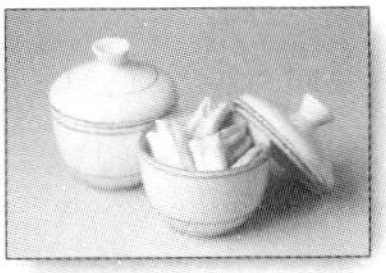

蜀椒就是花椒，因為產在四川，所以又叫川椒。屬於芸香科，有防腐、驅蟲的作用。

蜀椒在烏梅丸的地方提過，是一味有防腐作用的藥。冬天時有些家庭會做一些臘肉、香腸等，都會加入花椒，花椒有防腐的效果，在醃肉、醃香腸時，放入花椒就不會發霉腐壞，不會滋生細菌。

烏梅丸以前有藥廠製作，不過由於過程很麻煩，最近就沒有藥廠要製作了。因為要先把烏梅泡醋，泡一個晚上，再把烏梅的肉分出來，然後把其他藥材磨成粉。把烏梅、藥粉混合米飯在杵臼中，杵兩三千下，再捏成小丸，很麻煩。

另外，《金匱要略》中的大建中湯中也有蜀椒，大建中湯可治心胸大寒痛、腹中寒，可以看出蜀椒也有溫中止痛的作用。

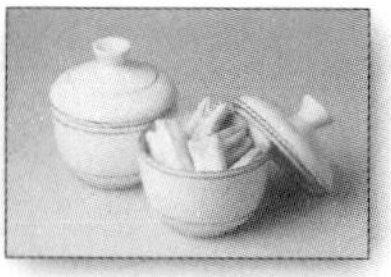

71 蜀漆

蜀漆只出現在桂枝去芍藥加蜀漆龍牡救逆湯中，屬於桂枝湯系列，我們編排在第9方，可以簡稱為桂枝救逆湯。其組成就是桂枝湯去芍藥，再加蜀漆、龍骨、牡蠣，全方有安定神經的效果。

很多文獻認為蜀漆是常山的幼苗，包括汪昂先生的《醫方集解》與《本草備要》都認為是常山的幼苗。但柯琴先生的《傷寒來蘇集》不以為然。蜀漆到底是不是常山的幼苗，還有待我們研究探討。

在《金匱要略・瘧病篇》中有蜀漆散一方，用來治療瘧疾。另外在升麻鱉甲煎中也用到蜀漆。

坦白講到現在為止我未曾見過這味藥，先父經營藥鋪四十一年，沒有出售過，而我訪查一些藥店也沒有賣。至於抗瘧的處方很多，是否非用此藥不可，也是值得探討。大約在一九八〇年左右，大陸學術研究單位從青蒿這味藥中提煉出青蒿素，提供南方的廣州中醫大學做臨床，發現可以取代常山等抗瘧藥物，效果不錯，而且沒有副作用。

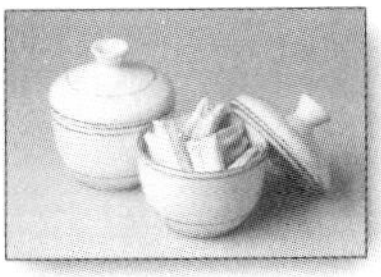

72 鉛丹

鉛丹只有柴胡龍骨牡蠣湯用到，但是現在濃縮科學中藥的柴胡龍骨牡蠣湯中沒有鉛丹，因為鉛丹堆積在人體中太多會引起鉛中毒。拿掉鉛丹後，對柴胡龍骨牡蠣湯的藥效並無太大的影響。

柴胡龍骨牡蠣湯可以治療精神官能症，對腦中風或車禍腦部受傷有不錯的效果，有活血化瘀的作用；同時對腦細胞異常放電、癲癇也是經常使用到的處方，是一個很好的抗痙攣藥。我們有很多很漂亮的醫案病例。

車禍腦部受傷，可以用柴胡龍骨牡蠣湯搭配桃核承氣湯，再加遠志、菖蒲、荷葉。尤其有水腦現象可合用清震湯。

有一位民國三十七生的男性，因腦膜炎開了七次刀，一直昏迷醒不過來，我用柴胡龍牡湯合清震湯加減，服藥二週後就清醒過來，嘴巴開口講話，上半身手臂可以活動，但下半身仍不能動，不過家屬已經很滿意現在的狀況了。畢竟已經昏迷好幾個月了。這一類的成功病例大概至少有三十多例。

雖然把鉛丹拿掉，我們可以加一些石決明、珍珠母，這些介殼類的藥物有潛陽作用，可安定神經，減少陽亢的症狀。

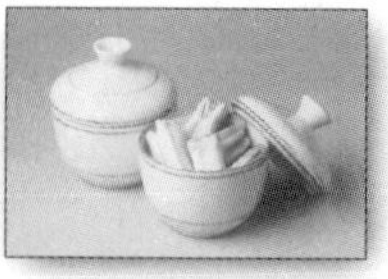

73 葶藶子

葶藶子在大陷丸中使用，在承氣系列第100方中的大陷胸丸；另外在第107方的牡蠣澤瀉散中使用。

葶藶子屬十字花科植物，與白芥子同科。在大陷胸丸與牡蠣澤瀉散中，葶藶子是用來瀉肺水的。在《金匱》第七章〈肺痿、肺癰咳逆上氣篇〉中有葶藶大棗瀉肺湯，用來治療肺癰，肺癰有點像是現代醫學說的肺膿瘍。另外，在《金匱》第十三章〈痰飲篇〉中，治療「支飲」也是用葶藶大棗瀉肺湯。由以上幾點可看出，葶藶子最主要的作用就是「瀉肺水」，也可以排除肺膿瘍。

我自己吃過葶藶子，在吃的過程中聞到一般尿騷味，所以我漸漸減少使用葶藶子。現在的葶藶子不知道還有沒有尿騷味。

在《金匱》第十三章〈痰飲、咳嗽病篇〉還有一個方子用到葶藶子，就是己椒藶黃圓，組成為防己、椒目、葶藶子、大黃，是治療腸間有水氣的痰飲。

葶藶子有化痰作用，所以鼻涕倒流、咽中有痰、膈中有水氣，加入葶藶子可以得到改善。如果有鼻子過敏的搭配魚腥草、連翹，效果不錯。

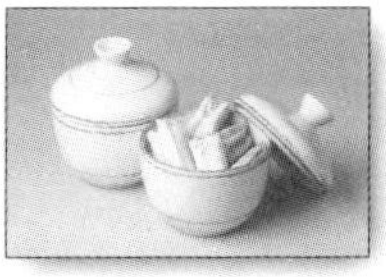

74 膠飴

膠飴就是麥芽糖，在《傷寒論》中只有小建中湯用到。在《金匱》中還有黃耆建中湯等方用到。

麥芽糖是很好的營養劑，有強壯身體的作用。所以小建中湯是一個用來調整體質、改變體質的好方子。有位碧郁小姐，其外甥才三歲，就會自己調小建中湯吃，還把小建中湯命名為「台灣咖啡」，要知道，小建中湯的桂枝很芳香，大棗甘草飴糖都是甜的，所以又香又好喝。

小建中湯在《金匱要略》第六章〈虛勞篇〉也出現過，「虛勞裡急，悸衄、腹中痛、夢失精、四肢痠疼，手足煩熱，咽乾口燥，小建中湯主之」。可看出小建中湯有強壯作用，可以治虛勞，甚至心悸，還可以治療四肢痠疼。

「腹中痛」，古時醫家就有「小建中湯治腹痛如神」的說法。我們有很多成功病例，有一位住頭份六十多歲的江○○女士，每天肚子痛，愁眉苦臉的痛了十幾年，到醫院也檢查不出所以然。我用當歸芍藥散合小建中湯一個星期，十多年的腹痛就痊癒了，至今已經過七、八年沒有復發。

政大羅博士，文學博士，每天晚上丑時固定發作腹痛，台灣、美國到處找醫院看病，我們用小建中湯一週症狀就改善很多，第二週就不再疼痛。

麥芽糖是高營養的食物，所以小建中湯可以說是強壯劑，可以改變體質，平時可以與四君子湯、五味異功散、六君子湯、七味白朮散，這類的健脾胃藥一起用。

另外小建中湯也可以和玉屏風散合用，能夠改變體質，增強抵抗力，不容易患外感，尤其是鼻子過敏的小朋友，早上一起床就打噴嚏，有些家長就非常緊張，馬上送小朋友到醫院打針，其實用不著如此緊張。

我經常提到，過敏體質的人比較不容易得癌症，因為敏感的體質不會讓髒東西停留在體內太久，一吃東西就吐就腹瀉，肯定這一些髒東西不會停留堆積在五臟六臟之中，就不容易得癌症，這是臨床觀察統計的結果。再則過敏體質的人腦筋比較好，因為敏感的人對任何事物都敏感。

我開方子講究「簡、便、廉、效」，另外講究口感，小建中湯、麥門冬湯很甜，麻杏甘石湯味道也不差，小柴胡湯好吃，苓桂朮甘湯很香，幾乎每個方子都好入口。這其中大概只有抵當湯與抵當丸最難吃，不得已才會開這個處方。例如腦部有血栓，用桃核承氣湯又力量不夠時，才考慮用抵當湯。但是實在非常難吃。

仲景的處方大部分味道都不錯，又可搭配食物治療，有點食療的味道。像服完桂枝湯之後要喝熱稀飯，小建中湯加入麥芽糖，這些都可以算是食療。最典型的，就是《金匱要略・寒疝篇》，用當歸、生薑、羊肉燉湯，又香又好吃，與其說它是處方，不如說它是一道可口的藥膳。

75 蔥白

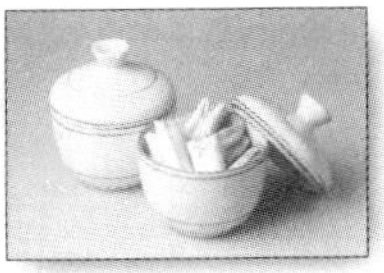

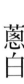

蔥白，在第76、77方的白通湯用到。另外在第105方的四逆散，其加減法中用了薤白。

薤白與蔥白同樣是百合科。薤白的形狀像大蒜，葉子像蔥，不過葉子比較細嫩。

蔥白有植物蛋白，有充分的維生素，又有精油，也是一味治外感風寒的藥，和豆豉合起來就是蔥豉湯了。它是出自晉朝陶宏景先生所輯的《肘後方》這本書（原著作人則是葛洪，字稚川，後世尊稱為葛仙翁）。大家都知道觸摸用力捻它會產生黏液，用刀切割時會讓人流眼淚，所以感冒所引起的鼻塞、淚囊阻塞的症狀因此而得以緩解。

蔥白又可通氣，有麻醉作用，另外在腸胃蠕動有問題，滯下的時候可以使用蔥白。

76 豬膚

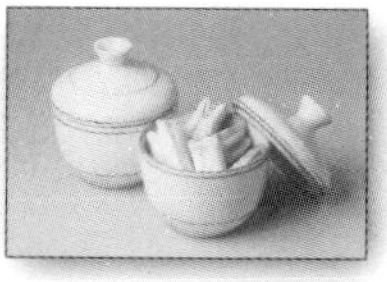

豬皮在〈少陰篇〉的豬膚湯第116方使用，「少陰病，下利咽痛，胸滿心煩，豬膚湯主之」，組成是豬皮、蜜、白粉。白粉就是白米磨粉，把豬皮煮熟後，和蜂蜜、白米粉一起炒，味道很香。

冬天路上經常看到有人推著小車子，上面擺著茶壺，一直冒煙發出笛聲，賣麵茶的。我想麵茶很可能就是源自豬膚湯的思想，只是把米粉改成麵粉，然後用豬油炒。麵茶很香，如果家中有國三、高三的小孩念書念得很累，可以沖麵茶給他喝，一則補充體力，二則安定精神情緒。

豬皮有安定神經的作用，因為含有卵磷質成分可以安定神經，安定情緒。所以念書念到煩躁的時候出現「胸滿心煩」可以使用。

豬皮是滋陰的藥，富含膠質，以前沒有洋菜粉的時候，都要用豬皮煮水來結成凍。豬皮可以提供很好的膠質，但現代人一聽到豬皮就很害怕膽固醇，其實沒有那麼嚴重，把豬皮煮一煮，拍一點蒜瓣，沾一點醬。或者用紅燒煮到恰到好處，有點咬勁又咬得動，很好吃。以我本身為例，最近常吃一些豬耳朵補充膠質，結果最近感覺牙齒比較不會搖搖晃晃。

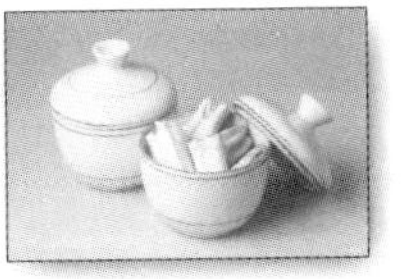

77 豬膽汁

豬膽汁在豬膽汁導法中使用，做為肛門栓劑。另外在白通湯，有白通加人尿豬膽汁湯。

在〈少陰篇〉中用附子、乾薑、蔥白組成的白通湯治療下利，在治療原則、治療方法理論上是正確的，但是有些人吃了白通湯後，下利還是沒有改善。原來這些病患出現陰寒太盛，拒絕附子、乾薑、蔥白陽藥進入，就是「陰盛格陽」，「格」就是拒絕的意思。只好用人尿、豬膽汁當嚮導，把陽藥引導到陰分，所以在此處人尿、豬膽汁是「嚮導藥」。

我們也可把人尿、豬膽汁當成「反佐藥」，因為下利是寒證，要用附子、乾薑、蔥白等陽藥治療，卻又加入陰寒性的人尿、豬膽汁，以寒治寒，稱作反佐。就像通關丸，本來用寒性的知母、黃柏治療熱證的尿閉症，但其中又加入大熱的肉桂，此時的肉桂也是反佐藥。

反佐法也可以算是「從治法」，從權達便、權宜之計的意思。因為藥沒有效，所以從權、權宜之計的加人尿、豬膽汁。

白通加人尿豬膽汁湯與通關丸這二個方，可以說是反佐或從治法的典型例子。

豬膽汁很味道苦，如果有睡不著覺、嘴巴很苦、眼睛乾澀有紅絲、眼垢很多、大便乾乾硬硬的、小便短赤，有以上的症狀，用單一味豬膽汁就有效。

另外，豬膽汁也可以外洗，可以洗頭治療頭皮屑、頭皮癢，有效但有缺點：豬膽汁臭腥味很重。所以，近來我都用麻杏甘石湯來外洗肺熱、風熱型的頭皮屑、頭皮癢，因為肺主皮毛，很有效，但是一定要改變自己的飲食習慣與生活作習，不要熬夜。否則洗麻杏甘石湯加減有效，不洗又沒效。

豬膽汁以膽治膽，促進膽汁分泌正常，消化液的分泌就正常，可以促進消化道酵素作用正常。我有一位病患每次回美國都帶十二瓶豬膽汁回去，可以外洗、內服。

現代的豬膽沒人要。以前我們鄉下都特地去向豬肉販要豬膽。現在宜蘭把豬膽和豬肝壓在一起，做成豬膽乾，成為名產，切一片豬膽乾蒸，味道苦中有甘很好吃，一定要切薄薄的，是下酒好菜。

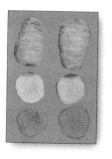

78 澤瀉

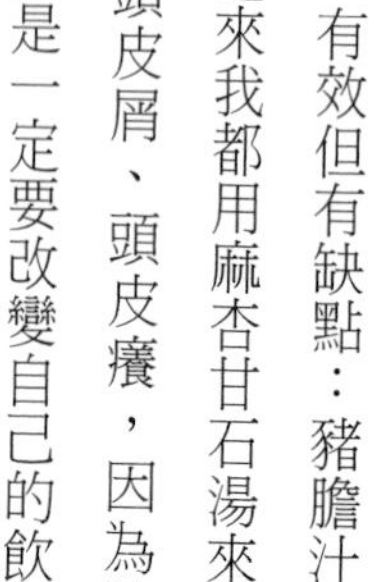

澤瀉是澤瀉科植物，有真正促進排尿的利水作用。出現在五苓散、豬苓湯，另外在第107方的牡蠣澤瀉散。

近年來大陸有很多減肥藥，出口到歐洲、美國，這些減肥藥大部分含有木通、澤瀉，用到利尿效果來減肥。但木通、澤瀉的利尿效果會把體內的鉀離子帶走，所以經年累月使用這些減肥藥，反而造成缺鉀性水腫，造成腎臟功能損害。前陣子榮總有類似這方面的報告。

澤瀉、木通被討論了很多年，尤其民國八十

六年在榮總舉行的生藥研討會，公告了一大堆中藥對肝腎有影響的，每一次澤瀉、木通都會上榜，因為長期使用澤瀉、木通利尿，會把鉀離子帶出體外。

原則上，正常的人體生理是要排鈉留鉀，特別是高血壓的病患用的降壓劑中，有一些就是去鈉留鉀的利尿劑。現在用了澤瀉、木通，反而排出鉀離子，造成缺鉀的水腫，長期使用下來，有時做醫檢時會發現腎臟功能受到影響、受到傷害。所以，剛剛我們提到西醫的利尿劑有的會越利尿越水腫，有些中藥也是一樣，長期大量使用也會越利尿越水腫。尤其是已經造成缺鉀水腫時，要特別小心。

不過如果像六味地黃丸這類複方，雖然含有澤瀉，但它還用地黃、山藥、山茱萸這三補，再配合茯苓、澤瀉、丹皮三瀉，講究藥物配伍作用，有補有瀉，就會比較安全。澤瀉、木通要適量的用，或者不要單獨使用，配合複方使用，就不會發生問題。近年來發表的研究報告都是用單獨一味藥長期使用，當然長年累月下來會破壞腎功能。

我們經常使用的五苓散、豬苓湯、六味地黃丸、腎氣丸，都有澤瀉，但這些處方不會破壞腎功能。像六味地黃中有健脾胃的山藥，有兼顧肝臟的山茱萸，搭配組合就不會破壞腎功能了。

因此我們中藥首先要辨證論治，再則要講究君臣佐使的配伍，不是長期單獨使用一味藥。

腎氣丸，在《金匱要略》中，是六味地黃丸加桂枝、附子。後代改桂枝為肉桂，稱為八味地黃丸。不過八味地黃丸其實有兩個，一個是桂附八味丸，一個是知柏八味丸。

第一個註解《黃帝內經》的王冰先生，對這兩個方子早就下了評論：尺脈旺的要用有知母、黃柏的知柏八味丸；尺脈弱的要用桂附八味丸。但是現代有人用了知柏八味又用桂附八味，實在是搞不清楚尺脈是旺還是弱。

六味地黃丸，是宋代小兒科醫師錢乙先生根據腎氣丸，把肉桂、附子去掉，認為小兒為純陽之體，不必用桂附大熱的藥，用六味地黃丸治小朋友的肝腎問題。六味藥中，地黃補腎、山茱萸補肝、山藥補脾，是「三補」。茯苓、澤瀉、牡丹皮是「三瀉」。六味地黃丸對小兒肝腎問題有很好的療效。

有位游小朋友，三歲，○○兒童醫院認為這個小朋友能不能養活都成問題，幾乎放棄治療了。他的牙齒發育不良，骨質發育不良，三歲了不會站也不會走路，吃類固醇後全身長毛。我用錢乙的方，六味地黃丸合七味白朮散。吃到現在，可以自己走路了。

澤瀉的生藥材圓圓的。顧名思義，「澤」是潤滑的意思，「瀉」是指有利小便的效果。澤瀉一泡水就非常滑溜，用手抓不住，要用藤做的「洗鍋把」夾住，再用藥剪去剪澤瀉才會安全。我的手指就是在剪澤瀉的時候，剪掉一小塊肉，已經四十多年還沒有恢復，按指頭的指印指紋還是有點不一樣。這是我幫我老爹剪澤瀉時留下的紀錄。

剛剛我們就提到水腫與肺、脾、腎再加上心有關聯，所以治水腫不是只有利尿。我們用健脾的藥也可以消水腫，因為長期的營養吸收不良也會造成水腫。例如大陸文革時期的三反五反，很多人沒有東西吃，一窮二白，長期營養不良，結果每個人都四肢、脖子細細的，肚子脹得大大的，就是營養不良造成水腫，餓死了大約四千萬人，沒有死的人約上億，這些沒死的人最後是吃了米糠才存活下來。米糠是高營養的食物，現代人很笨，把米碾得很白，把米糠拿來餵豬。

79 燒裩灰

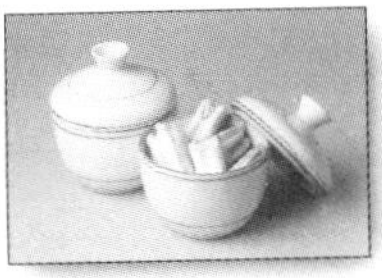

這味藥是男生或女生的褲襠，老實說我自己是絕對不會吃的，在第108方燒裩散使用。裩就是裩襠、褲襠。平時經常聽到年紀大些的人說：「我在做○○時，你還在穿開襠褲呢。」我覺得設計開襠褲的人很有環保概念，可以節省多少紙尿褲、樹木。

燒裩散治療「陰陽易病」，陰指女性，陽指男性。例如男性因熱性病、傷寒、感冒，還沒完全，就透過性接觸，把餘邪傳給原來沒病的女性；或者是女性有傷風感冒，還沒有完全緩解，就透過性接觸，把餘邪傳給原來沒有病的男性。由於像進行交易一樣，所以稱之為「陰陽易病」。仲景認為這種陰陽易病有別於單純的傷風感冒。

另外有一種病稱為「房勞復」，指的是因為性生活使得熱性病一時沒辦法緩解或復發。

陰陽易病要用燒裩散或稱燒裩灰治療。就是把男生內褲褲襠燒灰給女生服用，或女生內褲褲襠燒灰給男生服用。

現在的內褲很多都是尼龍製品，肯定燒成灰是不能吃的，除非是純棉的內褲。而且如果知道來源是內褲，大概沒有人願意服。所以這種不合時宜的方法，我並不推廣。

倒是「房勞復」的治療法，在《醫宗金鑑》中告訴我們，如果是男性，可以用六味地黃丸來加減，例如頭痛加荊芥、川芎，口渴加天花粉，咽痛加甘草、桔梗。如果是女性，可以用四物湯做基礎，然後隨證加減。這是吳謙先生個人的經驗，提供給大家參考。

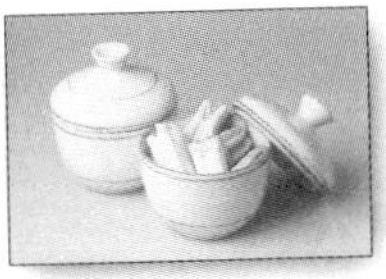

80 薤白

薤白與蔥白都是百合科植物，薤白也是有發揮精油，薤白台灣話叫「路蕎」。薤白的形狀像大蒜，葉子像蔥，不過葉子比較細嫩。

薤白沒有正式出現在原處方中，是在四逆散的加減法中出現。四逆散（第105方）原是柴胡系列中，但因為是散劑，所以編排在後面。在四逆散的加減法中，「瀉利下重者」加薤白。我們可以發現，一樣是下利，在白通湯中用蔥白。切蔥時有發揮精油會刺激眼淚，蔥是很好的殺菌、麻醉藥，所以可用來治腹瀉，同時蔥有黏黏滑滑的汁液，也有滑動、通竅的效用，所以有些結石的病患吃了荸薺與蔥白後，結石就排出來了。

在《金匱要略》第九章〈胸痹、心痛、短氣病篇〉中，薤白是用來治療胸痛、心臟病的，所以也有止痛效果。《金匱》第九章中有栝蔞薤白白酒湯、栝蔞薤白半夏湯、枳實薤白桂枝湯三個處方用到薤白，都可以用來治療心臟疾患。

在四逆散的加減法中，薤白是用來治療裡急後重的，因為有四逆的症狀，所以不使用白頭翁湯。有四逆症狀，又有下重，裡急後重，就加薤白，有通氣作用。「裡急後重」是指肚子絞痛想上廁所，但蹲在馬桶上又拉不順暢，肛門有下墜感，大便滯下。因為薤白有通氣的作用，所以可以使用。

剛剛提過，如果裡急後重肚子絞痛很厲害就加芍藥甘草，肛門下重得很厲害可以加木香、檳榔、大腹皮，更嚴重的甚至可以加大黃，讓大便可以很順溜地排出體外。

81 雞子白 雞子黃

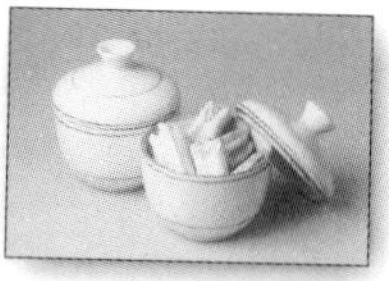

苦酒湯中用到雞子白就是雞蛋白，黃連阿膠湯用到雞子黃就是雞蛋黃。

苦酒湯可治療喉嚨腫、喉嚨痛、講不出話，用雞蛋白滋潤、修護聲帶，再利用半夏浸在醋中，刺激喉嚨的黏膜分泌，減輕發炎腫痛。醋有殺火氣的作用，在吃牛肉餡餅的時候，倒一些醋下去殺火氣，牛肉餡餅就比較沒火氣。

雞蛋黃只有黃連阿膠湯中使用，在〈少陰篇〉中，黃連阿膠湯的條文可以與第111方豬苓湯對照。兩個方子都用到阿膠。

〈少陰篇〉的這兩個方子都可以治療失眠，黃連阿膠湯條文第290條主治「心中煩不得臥」，而豬苓湯條文第287條主治「心煩不得眠」。從文字來看「不得臥」是連躺下去都不行，「不得眠」是可以躺下去但睡不著。

雞蛋黃中的卵磷質有安定神經的效果。董大成教授曾經提過，只要把雞蛋蛋黃煎到剛剛好凝固的情形之下，不可太凝固，也不要呈流體時，一天吃六個雞蛋也不會使膽固醇上升，甚至會分解一部分膽固醇。

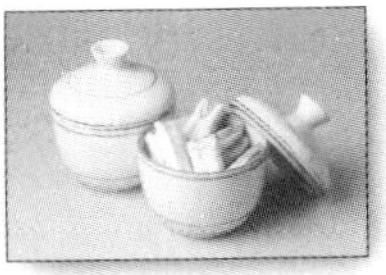

82 糯米

糯米在桃花湯（第110方）中使用，很多文獻寫成桃花湯用粳米，應該是糯米才對。桃花湯是利用赤石脂的鎮定、收濇作用，乾薑的溫化、糯米的修護作用，達到治療「下利不止，便膿血者」的效果。但服了桃花湯後，下利停止了就不要再服，否則第二天大便就解不出來了。

糯米是高營養的食物，黏性很強，古代沒有水泥洋灰之前，建築物就是用糯米與一些植物纖維做為黏著劑。苗栗三義有一座鐵路橋墩，幾十年都尚未垮下來，據說就是用糯米做成黏著劑建造起來的。

據了解，嘉義市還存留好幾棟用糯米做的建材所建造的建築物，已有近百年歷史，經歷數次大地震，迄今仍屹立不搖，可見前人之智慧不亞於現代。古代帝王之家以燕窩等高貴食材為補品，而富豪之家則以人參及其相關藥材為補劑；小康之家用當歸、黃耆、枸杞子補血湯為補養品；至於平民階級則以糯米、桂圓肉燉食，每收滋補效果。

不過吃太多的糯米會消化不良。